新・現代免疫物語

「抗体医薬」と「自然免疫」の驚異

岸本忠三
中嶋　彰　著

ブルーバックス

●カバー装幀／芦澤泰偉・児崎雅淑
●カバーイラスト／安斉将
●図版／さくら工芸社

新・現代免疫物語「抗体医薬」と「自然免疫」の驚異　もくじ

第四章　がんと抗体医薬の物語――126

プロローグ

室町時代に十年あまりにわたって続いた日本の応仁の乱も、欧州で英仏が百年を超えて戦った百年戦争も、この戦いを前にするといささか見劣りがする。今から七百万年ほど前に人類が地球上に姿を現して以来、凶悪な病原体を相手に生死をかけて繰り広げてきた戦いである。

病原体がもたらす強力な感染症は、まだ医薬を発明していない幼げな人類をいたぶり、いくたびとなく存亡の危機へと追いつめた。だが徒手空拳に見えた人類の体には免疫という驚異の力が備わっていた。

残念なことに、免疫と病原体との戦いを肉眼でみる術（すべ）は私たちにはない。しかし、想像力をたくましく働かせて情景を思い描くことはできる。

私たちの体を今より十億分の一ほどのナノサイズに縮めて、感染症を患う人の血管の中に潜入してみよう。そこは体内に侵入した病原菌やウイルスに免疫が戦いを挑む格闘の場。アルファベットのYの字のような姿をした無数の抗体が現れ、体の前方についた両腕を大きく広げて敵を捕まえている光景が目に飛び込んでくるはずだ。
しかし、敵を捕捉するだけでは驚きにはあたらない。免疫の凄みはもっと別のところにある。それは一度遭遇した危険な病原体の顔をきっちり覚え、次の襲撃に備える能力を持っていることだ。

例えば「不治の病」とも「悪魔の病気」とも恐れられ、有史以来、膨大な人の命を奪い続けた天然痘。相手がこのような悪の巨魁であっても、最初の戦いで病原体の顔を覚えた免疫は次の襲撃の時には即座に、強力な抗体を選りすぐってウイルスを撃退してみせた。

人間は一度かかった病気には二度とはかからない。二度目の「疫」病からは「免」れる。こうして「免疫」と名付けられた驚異の仕組みの存在に気づいた人類はやがて免疫を利用して恐ろしい病気を予防する知恵さえ身につけた。私たちが「ワクチン」と呼ぶ文明の利器である。

しかし免疫にも欠点・短所がある。初対面の敵に弱いことである。二度目とは違って、免疫は病原体が体に侵入した当座は、病原体の撃退に効果的な抗体をなかなか作り出せない。その期間は数日に及ぶ。

だから免疫は毎年のように遺伝子を組み換えて新種のウイルスを出現させるインフルエンザが大の苦手だ。もしウイルスの致死性が高ければ、免疫が抗体作りにもたもたしているうちに人間の体力はつき、命を落としてしまいかねない。

この数年、インフルエンザの感染爆発が声高に叫ばれているのは、このように免疫とインフルエンザの相性が極めて悪いせいだ。

もっと困るのは免疫が時折、何を血迷ったか、守らねばならないはずの人体に牙をむき深刻な自己免疫疾患と呼ばれる病気を起こすことだ。

一例は画家のルノワールも苦しんだといわれる関節リウマチ。ただの関節炎と軽視しがちな関節リウマチは、実は最後には骨が溶け、関節まで破壊されてしまう深刻で恐ろしい病気だ。

免疫が人間に害をなすという点では花粉症などのアレルギーも同類かもしれない。ただし花粉症の場合は、免疫はせいぜい外から鼻に侵入してきた花粉に過剰に反応したにすぎない。しかし自己免疫疾患の場合、攻撃相手はあろうことか「自分」である。事態の深刻さの点で、花粉症は関節リウマチにはるかに及ばない。

だが、ここで人類はちょっとした奇跡を起こしてみせた。免疫の仕組みをうまく使って、関節リウマチの背後でうごめく小さな生体分子を捕まえる抗体医薬という新しい医薬を発明したのだ。

この医薬の正体は、病原体と戦うことを本来の任務とする抗体だ。だが抗体にとって戦う相手は必ずしも病原体である必要はない。相手が抗体の目に外から侵入してきた「異物」とさえ見えれば抗体は相手に襲いかかる。抗体医薬はこんな抗体の性質に気がついた人類が創り出したかつてない新しい医薬といえるだろう。

抗体医薬が日本に現れた二十一世紀初頭に人類はもう一つの恵みを手に入れることもできた。原始的な免疫と呼ばれて蔑まれることさえあった自然免疫の分野から免疫学の根幹を揺るがすほどの成果が生まれてきたのである。

従来の研究者はこう説いた。自然免疫とは食(しょく)細胞と呼ばれるアメーバのような免疫細胞が、体内に侵入した病原体を前後の思慮もなく、ただ食い散らかすだけの営みだ。私たちが頼りとする高度で知的な免疫——病原体の顔を覚え、二度と同じ病気にはかからないようにしてくれるがゆえに獲得免疫とも呼ばれる——の営みとは比べるべくもない粗雑な振る舞いというほかない。

ところが、それは大いなる誤解だった。実は、自然免疫が病原体にさし向ける免疫細胞は精巧な病原体センサーを十種類余りも備え、病原体の正体を正確に識別していたのである。

こうして戦う相手が何者かを知った免疫細胞は、すかさず敵の撃退に有効な生体分子を放出して仲間に指示を出し、この後、獲得免疫が動き出す。つまり自然免疫がうまく働かなければ、免疫は満足に本来の役割を果たせないのである。

自然免疫は医学の世界で、治る理由が不明だとして長らく「認知」されることがなかった治療法に明白な根拠を与えもした。

例えば、がんを切除した後に猩紅熱(しょうこうねつ)などの感染症にかかった患者の経過がよくなる現象に注目した「コーリーの毒」療法、あるいは結核菌から抽出した成分でがん細胞を治療するがんの免疫療法。病原菌やその成分を意図的に患者の体に入れることを共通項とするこれらの治療法は、実は自然免疫の仕組みを巧妙に利用したものだったのだ。

これから語っていくのは大古の昔からずっと私たちを守り続け、これからもさまざまな恵みを与えてくれるであろう免疫の物語。深遠で広大で慈愛に満ち時には暴走もする、不思議な魅力に満ちた免疫の世界にあなたを誘(いざな)ってみよう。

第一章　パンデミック・インフルエンザの脅威

◈復活したスペイン風邪ウイルス

もし私たちがウイルスと呼ぶ病原体が生き物というのなら、ウイルスを人工合成した彼らは生き物を創造した「神」になるのだろうか。二〇〇五年秋、インフルエンザ・ウイルスの遺伝子を解読し、その情報をもとにウイルスを再合成してみせた米陸軍病理研究所のＪ・Ｋ・タウベンバーガーたちのことである。

ウイルスが生き物なのか否かは生命科学者や哲学者が長年にわたって議論してきた深遠なテーマだ。ウイルスの体はデオキシリボ核酸（ＤＮＡ）やリボ核酸（ＲＮＡ）などの遺伝子をたんぱく質の殻（から）で覆っただけのもの。生命の基本構造とされる細胞さえ持っていないし、単独で増殖することもできない。簡素の度が過ぎる体の仕組みは他に全く例がなく、とても生命体とは思い難い。

しかしウイルスには秘技がある。それは例えば寄生した生き物（宿主）の細胞が備え持つたんぱく質の合成機構を借用して遺伝子から子ウイルスを作る技。こうしてウイルスはあたかも生き物のように自らを複製してしまう。だからウイルスは時に微生物と呼ばれるし、病原体と頻繁に対峙（たいじ）する病理学者や医師たちは時にウイルスを生き物と呼びさえしてしまう。

話を二〇〇五年に戻そう。タウベンバーガーたちが〝創った〟ウイルスがただのインフルエンザ・ウイルスなら影響は哲学論争に終わっていただろう。それ以前にもいくつかのウイルスは人工的に合成されていたし、その手法も原理的にはさほど難しくはないものだったからだ。

だが彼らが合成したウイルスはケタ違いの大物だった。それは第一次世界大戦のさなかの一九一八（大正七）年から翌年にかけて世界で大流行し、約四千万人の命を奪った凶悪なスペイン風邪のウイルス。感染者は約五～六億人と世界人口の三割前後に達し、日本でも約三十九万人の犠牲者を出した。

このウイルスこそ、現代社会が危惧するインフルエンザの世界的大流行（パンデミック）を引き起こした最初の病原体。専門家たちが「一九一八年ウイルス」とも呼ぶ病原体である。

だからタウベンバーガーたちが「ウイルス復元」の研究成果を米サイエンスや英ネイチャーなどの科学誌に発表した時は大論争が起きた。

「こんな危険な病原体が研究室から逃げ出したら世界に危機が迫るしバイオ・テロにも悪用され

かねない」「いや成果を生かせば、インフルエンザの大流行を防ぐ新ワクチンを開発できる」と。せんじつめれば自然科学の世界で新しい発明・発見がもたらされた時に必ず起きる、危険性と便益をめぐるはてのない論争である。

◆ハルティン、アラスカへの旅再び

スペイン風邪のウイルスが復活するそもそもの始まりは、今から半世紀以上も前、一九四九年にスウェーデンの医学生、ヨハン・ハルティンがアラスカの漁村に調査に出向いたことだった。イヌイットの民が住む小さな村落はスペイン風邪で成人の八割以上が死亡し、壊滅的な被害を受けていた。ハルティンはこの時、村民の遺体がアラスカの永久凍土に埋葬された、という話を地元の住民から聞いた。

その後、米アイオワ大学に留学を果たしたハルティンは野心を秘めて一九五一年に再びこの地を訪れた。今度の目的はスペイン風邪ウイルスが残存する組織片の回収だ。「低温の永久凍土に眠る遺体は腐乱を免れている。うまくいけば、遺体の肺からスペイン風邪の病原体を取り出せる」と考えたのだった。

村の長老を説き伏せた彼は、一心不乱に集団墓地を掘り起こし数体の遺体からいくつかの組織片を採取、大学に持ち帰ってウイルスの抽出・培養を試みた。しかし当時の技術水準では、それはとうていかなわないことだった。こうして夢ははかなくしぼんでしまったかにみえた。

だが、それから半世紀近くが過ぎた一九九〇年代半ば、状況に変化が起きた。米陸軍病理研究所のタウベンバーガーがウイルスの復元を目指して動き始めたのだ。

タウベンバーガーが目をつけたのは軍の病理研究所が保存している膨大な病理標本。その中にはスペイン風邪の犠牲者から採取した八十近くの検体があった。だが遺伝子の損壊は激しく、ウイルスの遺伝子の配列を完全に読み解くことはできなかった。

そうこうしている時に連絡をくれた男がいた。タウベンバーガーがウイルスを復元しようとしていると知ったハルティンだった。

この時、ハルティンは七十三歳。だが気力と好奇心はいまだ衰えていないハルティンはタウベンバーガーに大胆な提案をした。「もう一度、アラスカの漁村に行ってウイルスを探そうじゃないか」と。

彼らがアラスカに赴いたのは一九九七年の夏のこと。発掘を始めるとほどなく、ふっくらとした若い女性の遺体がハルティンの視野に飛び込んできた。肺には損壊や腐乱はほとんどみられなかった。「彼女の肺にはほぼ完全な状態でウイルスが残っている」と直感が働いた。

医学の神様は彼らの期待に応えてくれた。アラスカへの旅で彼らは四体の肺から組織片を取り出した。そのうちハルティンが注目した「彼女」の肺の標本から、タウベンバーガーは大流行を引き起こした当時と変わらない姿のウイルスを発見することができたのだった。

◆ウイルス復元で世界的大流行に備え

それにしてもハルティンとタウベンバーガーはどうしてこれほどまでにスペイン風邪ウイルスに執着し、イヌイットの民のお墓を掘り返す挙に出たのだろうか。

執着のわけは次のように説明できるかもしれない。スペイン風邪ウイルスは、人間の体内で病原体と戦ってくれるはずの免疫が歯がたたないほどの強力な毒性と感染力を発揮して、膨大な人の生命を奪ってしまった。

これはどうしてなのか。その謎を解明して治療法と予防法を確立するにはどうしても過去に猛威をふるったウイルスを再現することが必要だった、といえるだろう。

大物ウイルスを復元して歴史に自らの名前を刻もうという功名心があったことは否定できない。非日常的な存在である凶悪なウイルスに対する理屈抜きの好奇心もあったに違いない。

だが、そうした動機はあったとしても、彼らの行動はせんじつめれば、人間の生命を防衛する任務を帯びた免疫と深くかかわる研究者が、凶悪なウイルスに対して上げた反撃ののろしであったこともまた確かだろう。

少し過去を振り返ろう。ドイツのロベルト・コッホとともに「近代細菌学の開祖」と呼ばれたフランスのルイ・パスツールの最大の功績の一つは、病原体に手を加えて、これをワクチンとして利用する手法を確立したことだった。

病原体は病原菌であろうとウイルスであろうとも、毒性を弱めたり無毒化したりすれば、感染症を予防するワクチンになる。ワクチンを接種しておけば病原体の〝顔〟を覚えた免疫が、次の襲撃の時にはきっちりと病原体を撃退してくれるのである。

今、二十一世紀の生命科学者と免疫研究者は、タウベンバーガーらによって復元されたウイルスを遺伝子レベルまで丹念に研究しつくし、新型インフルエンザの世界的大流行に備えつつある。読者は本書を読み進めるにつれて、その細部を目の当たりにされることだろう。

◈「種の壁」崩したインフルエンザ

この後、十年近くにわたってタウベンバーガーたちはウイルスの遺伝子を丹念に解読し、病原体を人工合成するにいたるのだが、これからしばらくは、風邪の一種と軽視しがちだったインフルエンザがなぜ遠い過去に凶暴な振る舞いをし、そして今また感染爆発を起こそうとしているのか、そのわけに迫ってみよう。

読者は「種の壁」という言葉をご存知だろうか。例えば犬と猫の間には子供はできないし、馬とロバの間に子供は生まれても子供には生殖能力がない。

生き物と病原体の関係もほぼ同じ。豚やニワトリなどの家畜に猛威をふるう病原体もめったに人を襲わない。そこには「種の壁」が厳として存在するからだ。

最も分かりやすい例は牛がかかる天然痘（牛痘）のウイルスと人の関係だろう。このウイルスは人にはほとんど悪さはしない。英国のエドワード・ジェンナーは牛痘ウイルスを利用して人がかかる天然痘を予防するワクチン（種痘）さえ開発してみせた。

だがインフルエンザに限ってはこの常識は通用しない。動かぬ証拠ともいえる事件は一九九七年、アジアで起きた。香港で鳥インフルエンザに感染して六人が死亡する騒動が発生したのだ。鳥インフルエンザはニワトリなどの家禽類がかかる病気で人間にはかかわりない、という私たちの楽観は覆ってしまった。

その後、いったん鎮まった騒ぎは二〇〇四年に再燃した。東南アジアのベトナムとタイで鳥インフルエンザに感染して命を失う人が続出したのだ。日本の山口県や京都府の養鶏場で飼育されていたニワトリが大量死したのもこの頃だし、タイからは動物園のトラが死亡するというニュースも飛び込んだ。

なぜ、こんな奇想天外なことが起きたのか。それはインフルエンザ・ウイルスが変身を重ね、毎年のように新種のウイルスを人間の居住空間に送り出していたからだった。

変身をする以前のウイルスのもともとの〝住処〟、つまり自然の宿主は水辺に生息する鴨など

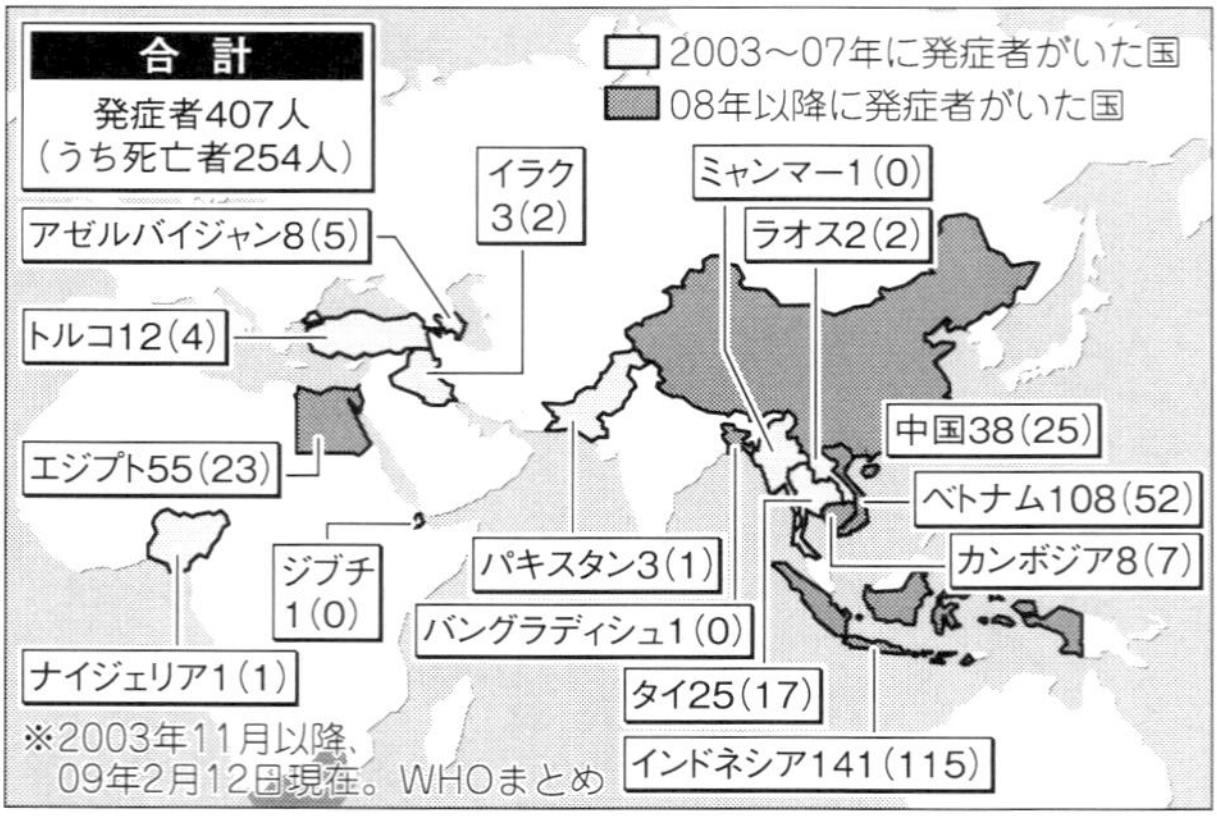

鳥インフルエンザ（H5N1型）の人での発症（カッコ内は死亡者）

の水鳥で、増殖するのは腸の中。ウイルスに喉や肺などの呼吸器系に寄生された人間が苦しむのと違って、水鳥は体調を崩すことはない。

ただし面白いことにニワトリなどの家禽類には少々、悪さをする。呼吸器系を痛めたり下痢を起こしたりするのだ。もっとも、ありふれた鳥インフルエンザ・ウイルスの悪事はここまで。ニワトリを殺すことはない。

ところが、ここでもう一つの動物がからんでくる。人間が飼っている豚だ。中国やベトナムなど農業が盛んな地域では水鳥と人間、さらに豚がともに暮らす生活の場がいっぱいある。鴨が尻からウイルスが混ざった糞を排出し、乾燥した糞を豚が吸い込むと、豚はウイルスに感染してしまうのだ。

豚は不思議な動物で人間がかかるインフルエン

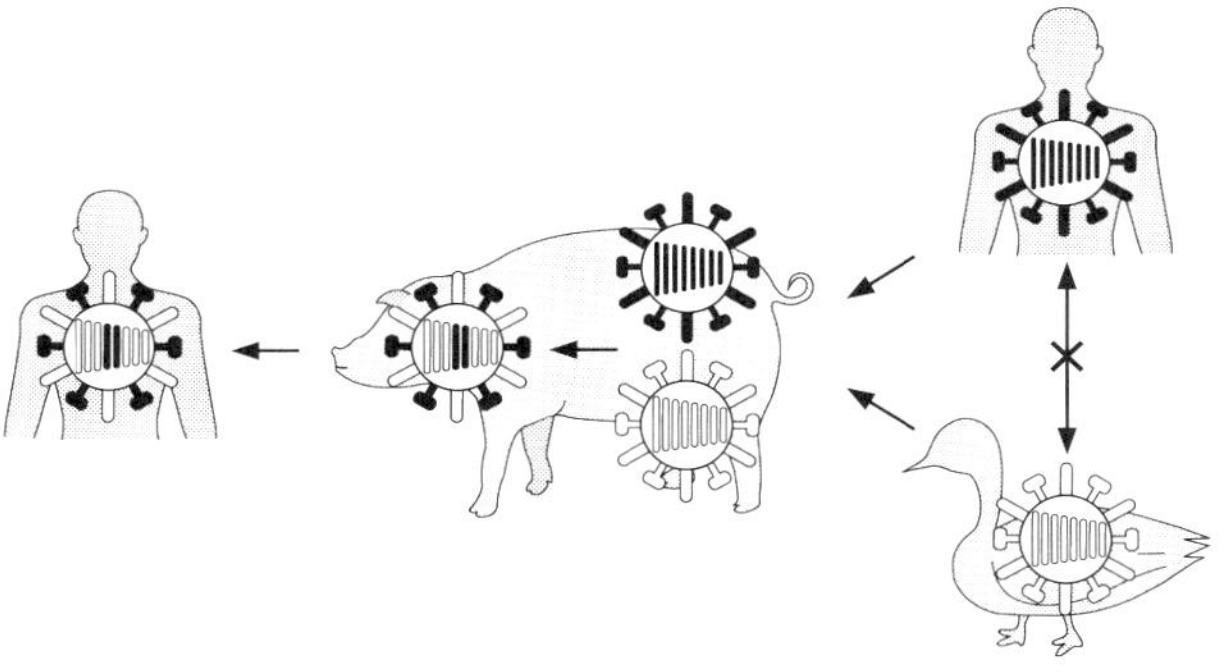

新型ウイルス誕生の仕組み（『日経サイエンス』2005年3月号をもとに作成）

ザ・ウイルスにも感染することが知られる。では、その豚が鳥インフルエンザにも人のインフルエンザにもかかってしまったらどうなるか。豚の体では二種のウイルスが混ざり合い、新種のウイルスが誕生する。いわば豚はインフルエンザ・ウイルスのミキサー（混合器）。一九九〇年代に判明した事実である。

こうして豚の体からは、時にニワトリを殺す威力を秘めた高病原性の鳥インフルエンザ・ウイルスが発生、さらに、そのウイルスが変身して人間に感染する能力さえ持ってしまう。それが現実となり近未来に警鐘を鳴らしたのが一九九七年以降にアジア地域で起きたインフルエンザ騒動だったのだ。

膨大な人の命を奪ったとはいえスペイン風邪の致死率はたかだか数％。しかし高病原性の鳥インフルエンザ・ウイルスに感染した人の致死率は一説には七〇％を超えてしまった。世界がこのウイルスの出現に身震いしたのも当然だ。

今のうちに少々細かな説明をしておくと、スペイン風邪や種の壁を破った鳥インフルエンザのウイルスはすべてA型ウイルス。インフルエンザ・ウイルスにはA型、B型、C型の三種類があるが、感染爆発が心配されているのはこのA型だ。今後、本書で登場するインフルエンザは何の断りもなければ、すべてA型だと思っていただきたい。

◆インフルエンザ・ウイルスはナノサイズ

インフルエンザ・ウイルスの姿と人間の体に入ってからの憎々しい振る舞いをざっと眺めておこう。イラストをみてほしい。姿は球形。直径は百ナノメートル（ナノは十億分の一）前後で人間の髪の毛の太さ（約〇・〇七ミリ）のほぼ千分の一という極小サイズだ。

病原菌と比べても一回り小さいサイズのせいで、スペイン風邪が流行した当時はウイルスの姿を光学顕微鏡でとらえることができなかった。

球形の殻の中にはウイルスの遺伝子がおさめられている。インフルエンザの場合、遺伝子はRNAで八本に分割されている。DNAウイルスでもRNAウイルスでもたいてい遺伝子は長く一本につながっているのだが、なぜかインフルエンザ・ウイルスは八本に分かれているのが特徴だ。

殻の表面には、かつて冬に使われた自動車のスパイクタイヤのように数百本の突起が外に向かって突き出ている。これらはヘマグルチニン（HA）やノイラミニダーゼ（NA）と呼ばれるたんぱく質である。

ウイルスは口や鼻から人体に入ると、多くの場合、気道（肺に流入する空気の通り道）にある細胞に侵入を試みる。その際、重要な役割を果たすのがHAたんぱく質で、細胞表面のシアル酸でできた受容体に結合、侵入の足がかりを作る。HAは細胞とくっつくための「のり」に例えることができるだろう。

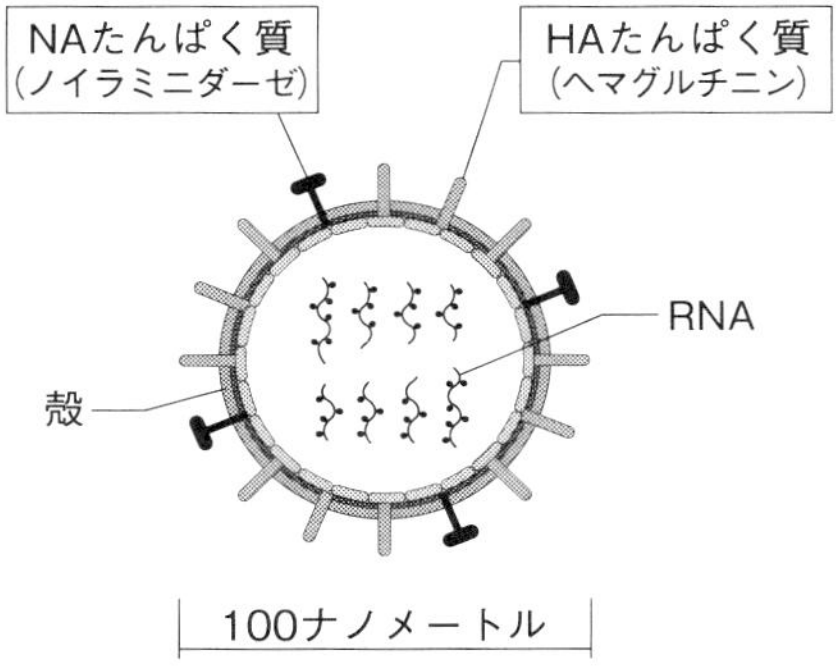

インフルエンザ・ウイルスの姿

HAの働きで細胞の中への侵入を果たしたウイルスは、ここで殻を脱ぎ捨て八本の遺伝子は細胞の中心部の核の中へと入っていく。ここでウイルスは〝子づくり〟のために自らの遺伝子複製を開始するわけだ。

ただし、これだけではウイルスは〝子づくり〟を果たせない。増殖のためには遺伝子だけでなく、遺伝子をおさめる殻などさまざまな部品を作らねばならない。

そこでウイルスが借用するのが人間の細胞の中にもとよ

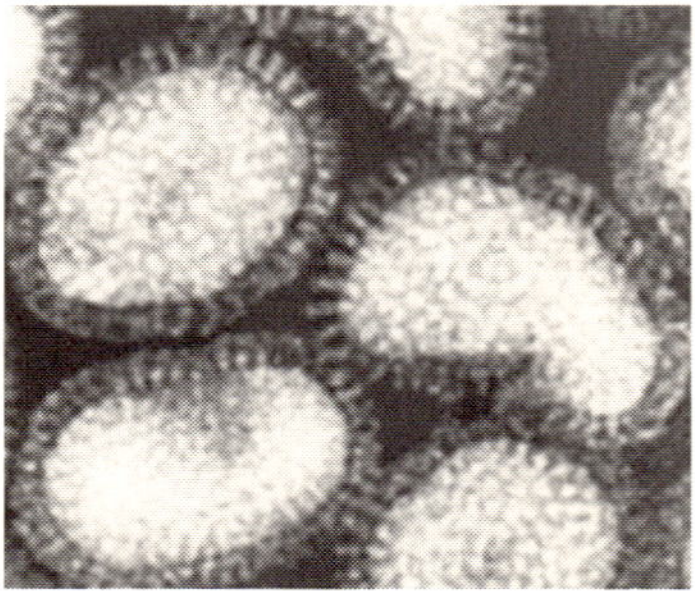

鳥インフルエンザ・ウイルスの電子顕微鏡写真

り備わっているたんぱく質の生産メカニズム。細胞の中にはリボソームといって、普段はアミノ酸をつなぎあわせてたんぱく質を作っている〝生産工場〟があり、ウイルスはこの組織に殻やＨＡたんぱく質やＮＡたんぱく質などの部品を作らせてしまう。

　複製に必要なものがすべてそろったら、あとは体の組み立て。八本のＲＮＡを殻の中に収納したウイルスは続々と細胞の外へ脱出し始める。ここで働くのがＮＡたんぱく質。ＮＡたんぱく質はウイルスが細胞から出て行く際に、ウイルスを細胞から切り離してしまう。ＨＡを「のり」に例えるなら、ＮＡは細胞から離れていくための「はさみ」に例えられるだろう。

　こうして一つの細胞の中から飛び出していくウイルスの数は推定で、数千個。ウイルスが飛び出た後の細胞の表面を見ることができるなら、いたるところ切り裂かれ、痛々しい光景が目に入るはずである。

　ウイルスがどんな生き物に感染するかはＨＡの形状で決まり、ウイルスが感染した後、体内で増殖するか否かはＮＡで決まるといわれる。この二つはウイルスの感染・繁殖に著しい影響を与えるたんぱく質である。

病原菌とウイルス

病原体は大別すると病原菌とウイルスの二つがある。

病原菌がもたらす主な病気は結核、コレラ、ペスト、破傷風、ジフテリア、赤痢など。一方、ウイルスがもたらす主な病気には天然痘、インフルエンザ、はしか、日本脳炎、エイズ（後天性免疫不全症候群）などがある。

病原菌は球、細長い棒、らせんなどさまざまな形をした細菌だ。細菌には乳酸菌のように役に立つ細菌もいるのでこれら「善人」を除いて、人間に病気を引きおこす病原性の細菌を病原菌と呼んでいる。

大きさは例えば細長い棒状の桿菌（かんきん）では長さが〇・五ミクロン（一ミクロンは千分の一ミリ）から長いもので数ミクロン。球菌の仲間のブドウ球菌は直径が一ミクロンほど。病原菌は光学顕微鏡で見ることが可能な微生物だ。

一方、ウイルスの大きさは数十ナノ（ナノは十億分の一）メートルから大きなもので数百ナノメートルほど。ウイルスを光学顕微鏡で見ることはほぼ不可能だ。大づかみにいえば百ナノメートル（〇・一ミクロン）の大きさのウイルスは、一ミクロンの大きさの病原菌の十分の一のサイズだ。

かつてパスツールは「狂犬病菌」を顕微鏡で見つけようとしてついに発見できなかった。これは、狂犬病の病原体が病原菌ではなく、病原菌よりはるかに小さなウイルスだったせいだ。また日本の野口英世は黄熱病の病原菌発見に挑んだが、この病気もウイルスによって引きおこされる病気であることが後に判明した。

結局、ウイルスの姿を人間が見たのは一九三〇年代に電子顕微鏡が開発されて以降のこと。それまでウイルスは生命科学分野の研究者を翻弄し続けた。

病原菌には効果のある抗生物質もウイルスには役にたたない。ウイルスは人類にとってこれ以上はないという難敵である。


病原菌、ウイルス以外にも人間の体に悪さをする微生物はいくつか存在する。カビや寄生虫、原虫のたぐいだ。マラリア原虫が赤血球に寄生・増殖して最後には赤血球を破壊してしまうマラリアは熱帯・亜熱帯で毎年、百万人もの人々の命を奪っている危険な感染症だ。

◆ウイルスの表面の突起が変化

インフルエンザ・ウイルスはいったい体のどこを変化させているのだろうか。その答えはウイルスの表面にあるＨＡとＮＡの二種類のたんぱく質。驚くべきは変異体とも亜型ともいわれる種類の多さで、HAたんぱく質は十六種類、NAたんぱく質は九種類の亜型がこれまでに見つかっている。

例えば世界的大流行を引き起こしたスペイン風邪の病原体はHAが「1」、NAも「1」なのでH1N1ウイルスと呼ばれる。

スペイン風邪から約四十年後の一九五七年から大流行し約二百万人が死亡したアジア風邪の型は「H2N2」、その約十年後の一九六八年に大流行が始まり百万人の命を奪った香港風邪は「H3N2」。最近、アジアに出現した高病原性鳥インフルエンザは「H5N1」であることが突き止められている。

このように多くの変異体が絶え間なく現れる理由は、豚の体の中で遭遇した二種のウイルスの遺伝子が混じり合ってダイナミックな変化を起こしているせいだ。

遺伝子の配列が変われば、遺伝子が読み解かれてできるHAたんぱく質の物理的な形状も大きく変わる。人間の細胞表面の受容体に結合できなかった鳥インフルエンザのHAたんぱく質も姿を変えて細胞に侵入できるようになる。こうして人間に感染できるようになったウイルスが高病原性鳥インフルエンザなのである。

変異体が多い理由はもう一つある。それはインフルエンザがDNAと比べて、壊れやすいRNAという核酸を遺伝子として持つウイルスであることだ。RNAは、基本構造としてDNAより一つ酸素原子を多く持っている。しかし、このせいでRNAは頑丈さ・安定さに欠ける分子になってしまった。

だからRNAウイルスが子孫を作るために遺伝子を複製する際には、DNAでは起きえないような高度な確率でコピーミスが起きる。誕生した子ウイルスの中には親ウイルスと違って人間の細胞表面に結合できるHAたんぱく質を持つものも現れる。

つまり新種のウイルスの誕生には必ずしも豚の体で二種のウイルスが混じり合う必要はない。ニワトリや豚にごく普通の鳥インフルエンザが侵入しただけでも新種のウイルスは誕生しうる。これがインフルエンザの感染爆発を恐れる専門家が警戒する新ウイルスのもう一つの発生プロセスである。

◆変身ウイルスに免疫は苦戦

このように姿を頻繁に変えるインフルエンザ・ウイルスは病原体の攻撃から生命を守る免疫にとってやっかいな敵。HAやNAの形を変えられてしまうと、免疫の「二度なし」秘技が通用しなくなるからだ。

免疫の主人公の一人は抗体という分子。病原体が体に侵入してくると免疫はYの字の姿をした抗体を送り出し迎撃戦を開始する。抗体は免疫グロブリンという特殊なたんぱく質でできた分子だ。

もしその病原体が過去に一度、体に感染していた病原体なら話は簡単。免疫はその病原体と昔戦った時に効果を発揮した抗体を作る免疫細胞を温存しているので、二度目の侵入が判明したら間髪容れず、大量の抗体を作り出し病原体を捕まえ攻撃してくれる。

抗体は左右二つに分かれたYの字の最先端部にそれぞれ六本の「指」のような突起を持っていて、これを使って病原体をがっちり捕まえてしまう。それぞれの突起はかつて遭遇した敵の姿にあわせて微妙に形を調整・変化させた突起である。

しかし病原体との遭遇が初めてなら話は違う。例えば豚の体で二種のウイルスが混じり合い新種のウイルスが生まれたとしよう。このウイルスのHAたんぱく質やNAたんぱく質は免疫にとっては見たことのない顔に見えることだろう。

だから、ウイルスに感染されてもしばらくの間、免疫には打つ手がない。ウイルスの顔を覚えている免疫細胞が存在しないため、迎撃に有効な抗体を即座に送り出せないのだ。

もっとも、そうかといって免疫はただ手をこまねいているだけではなく、いずれは敵の特徴に合わせた突起を持つ抗体を作り出してくる。それに要する日時は数日とされる。もしウイルスの毒性が非常に強くても、この期間を何とか生きのびられれば、その後は抗体がウイルスを撃退してくれる。しかし、この間に多くの犠牲者が出ることは避けられない。

抗体は五種類

イラストをご覧いただきたい。抗体は一つの例外を除いてすべて「Yの字」の格好をしている。

人間の体に病原菌やウイルスなどの病原体が侵入してきたとしよう。すると、異常事態を察知した免疫は抗体を出動させ、病原体を攻撃する。このように抗体が戦うさまざまな相手を「抗原」という。

抗原とこれを捕らえる抗体の関係はカギとカギ穴の関係。昔、中学校や高校の理科の時間で両者が結びつく反応を「抗原抗体反応」と習ったはずだ。抗体が左右それぞれ六本の指のような突起を駆使して抗原を捕まえる光景は、人間が両手の指で、悪さをする虫を捕まえている光景に似ているかもしれない。

抗体の種類は戦う相手や働き方によって五つに大別できる。その顔ぶれは「IgA」「IgD」「IgE」「IgG」「IgM」。「IgM」はユニークな五角形の姿をしている。

では、五種類の抗体はそれぞれどんな仕事をしているのだろう。

まずIgGは全抗体の七割以上を占める抗体だ。病原菌やウイルスなどの病原体が体内に侵入した時、抗体の主力部隊として戦ってくれる。日本の北里柴三郎が発見した抗体（抗毒素）も、このIgGだった。

IgMは通常、五つの分子が結びついた五角形の形で血液中を流れていて、全抗体に占める割合は約一割。病原体が体内に入った直後に働くといわれている。

IgAは気道や消化管などの粘膜から分泌され、鼻や腸を病原体から守っている。全抗体に占める比率は一割強だ。IgAは血液中ではYの字の姿をしているが、粘膜などの中では二つがつながった形をしている、とされる。IgDの比率は全体の一%以下。現代でもIgDの働きはあまり分かっていない。

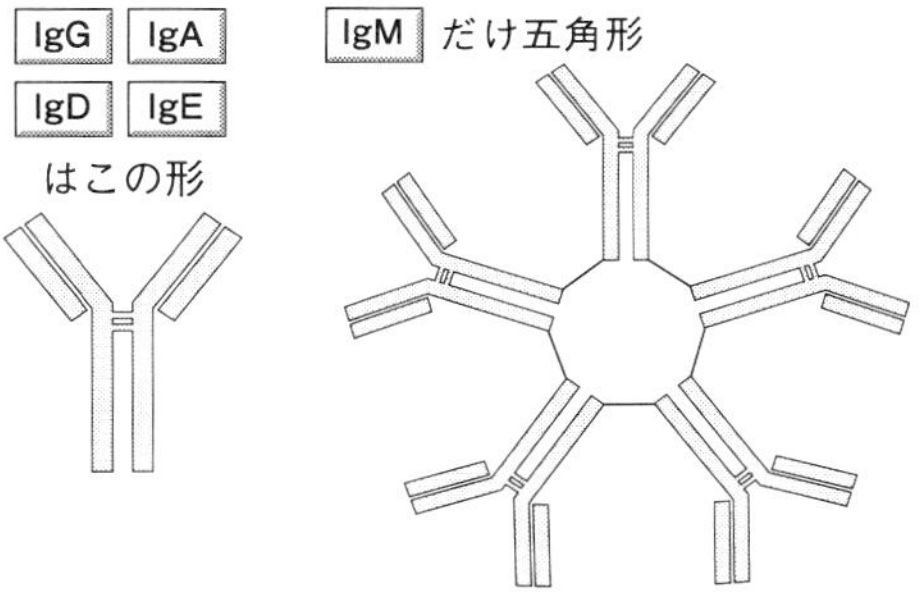

5種類の抗体の姿

IgEの比率はもっと小さく〇・〇〇一%以下。ただし、この抗体は、花粉症やアトピー性皮膚炎、気管支ぜんそくなどのアレルギー反応を起こす鬼っ子のような抗体として有名。量は少なくとも存在感は強烈である。

IgEは一九六六年に日本の石坂公成(きみしげ)（当時、米小児ぜんそく研究所免疫部長）が発見し、彼はこの成果で今なおノーベル賞の有力候補と目されている。

抗体はグロブリンというたんぱく質でできている。「Ig」

は「免疫グロブリン」の英語表記を縮めたもので、例えば「IgG」は「免疫グロブリンG」のことだ。

抗体の研究が始まった初期の頃、力をふるったのは英国のR・R・ポーターと米国のG・M・エーデルマン。一九六〇年前後のことで彼らは成果を称えられて一九七二年にノーベル生理学医学賞を受賞している。

◆スペイン風邪ウイルスの人工合成へ

スペイン風邪を引き起こしたウイルスに話を戻そう。一九九七年、アラスカから持ち帰った組織片からほぼ完全なウイルスを発見したタウベンバーガーは歓喜して、ウイルスの遺伝子を解読し始めた。

ただしインフルエンザ・ウイルスは曲者で遺伝子は八つのRNAに分かれている。このため彼の研究グループは、八つの遺伝子を一つ抽出しては、そこに刻まれた遺伝情報を丹念に読み解き、また次の遺伝子を解読していく作業を強いられた。すべての解読作業を終えたのは二〇〇五年。解読がどれほど大変だったかは歳月が示している。

では彼らはどのようにウイルスを人工合成したのだろうか。理解のヒントになるのは糖尿病の治療に使うインシュリンを、遺伝子組み換えを使って大腸菌という細菌に作らせる技術だ。

この際、用意するものは人間の細胞から抽出したインシュリンを作る遺伝子（DNA）と大腸菌の体内にあるプラスミドという小型の環状DNA。プラスミドは大腸菌の遺伝子本体とは別個に存在する特殊なDNA。大腸菌に感染するウイルスともいえる存在である。

手順はこうだ。プラスミドの一部を切り取ってその代わりにインシュリン遺伝子をプラスミドにつなぎあわせる。次に遺伝子の組み換えが終わったプラスミドを大腸菌の体内に戻す。すると驚くべきことに旺盛な繁殖力を持つ大腸菌と一緒にプラスミドも増殖しヒトのインシュリンを大量に作ってくれるようになる。一九七〇年代末期に米国の製薬企業、ジェネンテックが開発した画期的な技術だ。

◆RNAからDNAに「情報」を移し替え

ではウイルスの場合はどうするか。ウイルスの遺伝子（RNA）の配列は既に解読されている。そこでタウベンバーガーたちはウイルスの遺伝子の情報を一度、DNAに移し替え、その後、DNAをプラスミドに組み入れてある種の細胞に注入する手をとった。

だがRNAの情報をDNAに移し替えるといっても、果たしてそんなことは可能なのだろうか。RNAに刻まれた遺伝情報は解読されているとはいえ、DNAはいったいどうやって作るのか。読者はさまざまな疑問を持たれるに違いない。

だが幸いなことに、これらの問題をクリアする知識や科学技術の基盤はできあがっていた。まずRNAとDNAの関係について。実は生き物の体の中ではひっきりなしにDNAとRNAは遺伝情報の移し替えを行っている。人間も例外でない。説明を試みてみよう。

地球上のほとんどすべての生き物が遺伝子として持つDNAは生命の設計図。DNAには「A（アデニン）」「T（チミン）」「G（グアニン）」「C（シトシン）」の四つの文字（塩基）で遺伝情報が書き込まれている。

情報は三文字が一組で意味を持ち、例えば「CTG」の配列からはロイシンというアミノ酸ができ、アミノ酸は次第に組み合わさってたんぱく質ができていく。こうして人間の手も足も心臓も、そしてインシュリンもできていくわけだ。

ただし、これは省略した言い方。正確にはたんぱく質は①細胞の核の中でDNAの遺伝情報がメッセンジャーRNAというRNAにいったん受け渡される②その後、核を飛び出したメッセンジャーRNAの情報がリボソームという組織で解読されアミノ酸が作られる③そのアミノ酸がつなぎあわされる――という段取りで生産されている。

DNAとRNAが使う塩基はほとんど同じ。DNAの「T（チミン）」がRNAでは「U（ウラシル）」という塩基に置き換わるだけ。情報の中身は変わらない。このようにDNAからRNAへ情報を移し替えているのは転写酵素という酵素だ。

逆方向でも情報の中身は変わらない。レトロ・ウイルスと呼ばれる特殊なRNAウイルスはRNAの遺伝情報をDNAに移し替える逆転写酵素を持っていて、人間に感染すると、自分の遺伝子をRNAからDNAに変身させてしまうことが知られている。

つまり転写酵素や逆転写酵素を使えば、遺伝情報の内容は変質させずに二つの核酸の間を行き来させることができるのだ。

もう一つの問題も「時」がタウベンバーガーに味方してくれた。彼の研究グループがウイルスの遺伝子の配列を解読し終えるよりはるか以前に、紙に書き出した塩基配列通りにDNAを作る技術は完成域に達していたからである。

タウベンバーガーたちはこうして比較的、簡単にDNA版のウイルス遺伝子を作ることができた。彼らに協力してウイルスの遺伝情報をもとにDNAを作り、これをプラスミドに組み込む重要な仕事をこなしたのは米ニューヨークのマウント・サイナイ医科大学の研究者たち。そのプラスミドを人の腎臓細胞の中に注入するという最後の仕上げ的な作業を担ったのは、世界の感染症対策の総本山と目される米疾病管理センター（CDC）のテレンス・タンピーらだった。

プラスミドを細胞に注入したらその後はほぼ静観するだけ。プラスミドに組み入れられて細胞の中に入ったDNA版のウイルス遺伝子はRNAへと姿が変わる。これはウイルスが細胞の中へ侵入し遺伝子のRNAが殻の外へ出た時と類似した状況である。

ここからのプロセスはウイルスが感染した細胞の中で増殖するのと同じだ。ＲＮＡは細胞の中で複製され、ウイルスの体を構成する殻などのさまざまな「部品」も作られウイルスが完成する。

プラスミドの注入から完成までに要した時間はわずか二日だった、といわれている。

◈米サイエンスと英ネイチャーに論文掲載

二〇〇五年十月、タウベンバーガーたちは相次いで研究成果を世界の二大科学誌に公表した。最初は英ネイチャーの十月六日号でウイルスの全遺伝子の解読に成功したことを公表。次いで翌十月七日号の米サイエンスでは、その遺伝情報をもとにウイルスを復元した、と発表したのだ。

ネイチャー論文の筆頭著者はタウベンバーガー。サイエンスの論文は体をはって危険なウイルスの復元を手がけたＣＤＣのタンピーらが執筆した。

復元されたウイルスは予想通り、致命的な毒性を持っていた。タンピーたちが、復元したウイルスを実験動物のネズミに感染させたところ、数日後にはネズミの肺に通常のインフルエンザ・ウイルスと比べ数万倍のウイルスが発生。ネズミは肺炎を起こして死んでしまった。

ただし、ここで足を止めて考えてみると、少々、奇妙なことに気がつく。それは「ウイルスの全遺伝子の解読成功」とそれに基づく「ウイルスの復元」に関する論文が同一時期に完成していることだ。

常識に従うなら、遺伝子を解読してもウイルスが人工合成されるまでには、かなりの時間がかかるはずだ。だがタウベンバーガーたちの論文の公表の仕方は、彼らがウイルスの人工合成に全くといっていいほど苦労しなかったことを示唆している。いったい、この背景にはどういう事情が隠されているのだろうか。

◈一九九九年に河岡がインフルエンザ・ウイルスを復元

実はスペイン風邪ウイルスのような大物ウイルスでなく、通常のインフルエンザ・ウイルスなら、タウベンバーガー以前の一九九九年、日本人の手によって復元されていた。米ウイスコンシン大学教授の河岡義裕が立役者である。

北海道大学の獣医学部で学んだ後、一九八〇年代前半に博士研究員として米国のセント・ジュード小児研究病院に渡った河岡はインフルエンザの研究に没頭。インフルエンザ・ウイルスの人工合成に挑んだのは一九九七年にウイスコンシン大学に移った直後のことだった。

この頃には、プラスミドに遺伝子を組み込み、それをしかるべき細胞に注入してウイルスを復元するという手法は存在していた。それは「リバース・ジェネティクス（逆向き遺伝学）」と呼ばれるもので、少数ながらこの手法で人工合成されたウイルスも知られていた。

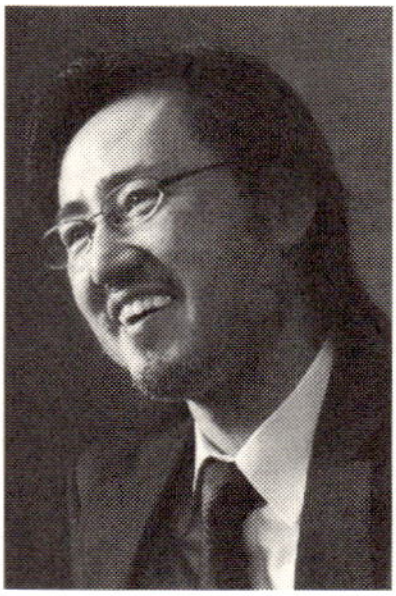

河岡義裕

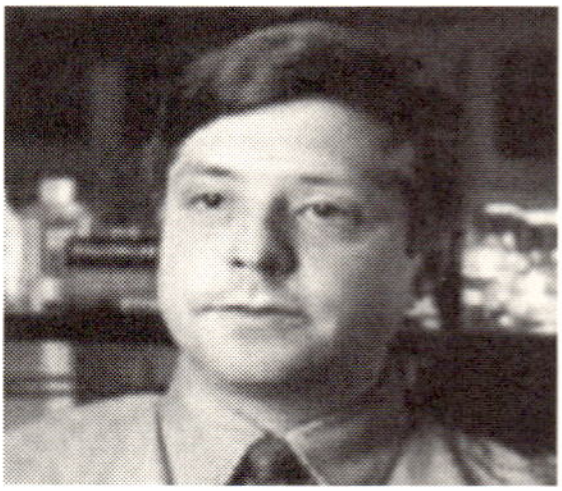

J・K・タウベンバーガー
（「Hillcrest」HPより）

だがインフルエンザ・ウイルスはいささか難敵だった。遺伝子が八つの断片に分かれていたからだ。例えばそれらはHAたんぱく質を作るための遺伝子やNAたんぱく質を作る遺伝子だ。

これらの遺伝子（RNA）の情報をもとにDNAを作り、これをプラスミドに組み込むこと自体は簡単だ。しかし、こうして作った八つのプラスミドを細胞に注入する際、どれほどの比率で注入すればいいかが分からない。

いや、それ以前に「八つ」という数の大きさを敬遠したのか、研究者たちはインフルエンザ・ウイルスの復元に挑むという問題意識も希薄だった。「河岡以前」にはリバース・ジェネティクスで細胞に注入できるプラスミドは一つにとどまっていたのである。

厳密にいえば、インフルエンザ・ウイルスの人工合成に必要なプラスミドは「八つ」ではない。最終的にウイルスの殻の中におさめられる遺伝子を合成するこれらのプラスミドとは別にウイルスの殻など「九つ」の「部品」を作るためのプラスミドも用意しなければならないからだ。

「一つのプラスミドならできる」という従来の実績からみると「合計十七」はこと数字だけに注目するなら高い壁。ほとんどの研究者は、インフルエンザ・ウイルスの人工合成に必要とされる数字の大きさにひるんでいたのかもしれない。

◈初回の実験、あっけなく成功

しかし河岡は躊躇(ちゅうちょ)しなかった。研究室のメンバーを動員して十七種類のプラスミドを作成すると、ものは試しとばかり、彼らが「２９３Ｔ」と呼んでいたヒトの腎臓の培養細胞に一個ずつ注入してみた。

すると何という幸運か、目的のウイルスは初回のトライアルであっけなくできてしまった。プラスミドを入れた細胞の上澄みを他の細胞にかけると、その細胞は数日後に死んでしまった。プラスミドを入れた細胞の中でウイルスが生まれたことを示す証拠である。

こんなに簡単に成功するはずがない、と思った河岡たちは実験を繰り返した。だが、結果は何度やっても同じ。彼らはさしたる苦労もなく成功を手にしてしまった。河岡に言わせると成功の秘訣はプラスミドの配合比率。配合比率に工夫を加えれば、ウイルスを回収する効率が高まることに気がついた河岡は、この後、リバース・ジェネティクスをより洗練された手法へと進化させていった。

ただしウイルスを合成した直後の彼らには喜びにひたっている余裕はない。この時、他の大学の研究グループがウイルスの合成に挑んでいることに感づいていたからだ。ライバルに先をこされると成果は無に帰してしまう。

彼らは追いたてられるかのように研究論文を執筆、米科学アカデミー紀要に投稿した。論文が掲載されたのは一九九九年八月三日。ライバルたちより先んじることができたと知った彼らはようやく緊張から解放された。

この成果で脚光を浴びた河岡は招きに応じ一九九九年に東大医科学研究所の教授に就任。筆者の岸本が研究リーダーを務めた科学技術振興機構（当時は科学技術振興事業団）の研究プロジェクトへ二〇〇一年に加わった。

◆河岡、混成ウイルスを作成

ここからはしばらく河岡の研究成果に沿ってインフルエンザ・ウイルスに迫ってみよう。

二〇〇〇年代の初期、河岡は新しいウイルスを作り出した。HA遺伝子とNA遺伝子はスペイン風邪のもの、それ以外の遺伝子はありふれたインフルエンザ・ウイルスからという人工ウイルスである。

この時点で、米国のタウベンバーガーたちはスペイン風邪ウイルスの八つの遺伝子のうちいくつかの遺伝子については塩基配列の解読を終えていた。このため河岡はその結果を活用し、リバース・ジェネティクスの手法でハイブリッド（混成）ウイルスを作成することができたのだった。

河岡は人工ウイルスと通常のインフルエンザ・ウイルスを実験動物のネズミに注射、二つのケースを比較した。通常のウイルスだとネズミは死にいたらず、肺にはウイルスが感染した細胞はごく一部に見られただけだった。これに対し、人工ウイルスを接種したネズミでは肺全体に感染が広がり、死んでしまった。

脈間周囲組織という肺の組織には白血球の一種の好中球という細胞が強くしみこみ、このせいで肺組織そのものがいたるところで崩壊、出血も起きていた。スペイン風邪が世界で流行した時には、肺に急性出血を起こす患者が続出したといわれるが、この光景は、それと類似しているようだった。

どうやらスペイン風邪の強力な病原性はウイルスの表面にある二つの突起（HAとNA）がもたらしているらしい。では犯人はどちらなのだろう。河岡は、今度はHA遺伝子だけがスペイン風邪ウイルスからのものという人工ウイルスを作り、再度、ネズミへ感染させてみた。

すると、このネズミでもほぼ同じ症状が現れた。ウイルス感染は肺全体に広がり多くの場所で出血症状が起きていた。これはスペイン風邪に強い病原性をもたらしたのはHAであることを示すものだった。

◆鳥インフルエンザ・ウイルスの変身、アミノ酸の変異で裏付け

それではHAはいったい、どこがどのように変化するのだろうか。

少し復習してみるとHAはインフルエンザ・ウイルスの表面にある突起状のたんぱく質で、ウイルスが狙った細胞に侵入する際、細胞表面のシアル酸に結合、侵入の足がかりを作る役割を担う。

また、HAというたんぱく質の姿はある程度、解明が進んでいて、シアル酸と結合する部位には凹状のくぼみがあることが知られている。では、このHAを作る遺伝子の塩基配列が変化し、凹状のくぼみの形状が変化——例えば広がったり、深くなったり——したらどうなるか。

それまで人間に感染しなかった鳥インフルエンザ・ウイルスのHAたんぱく質が人間の細胞表面のシアル酸に結合できるようになる場合もあるだろうし、逆に、人間に感染していたウイルスが人間に感染できなくなる場合も出てくるだろう。

こうした推測が正しいことを裏付けたのが、河岡が二〇〇六年に発表した研究成果。彼は二〇〇四年から二〇〇五年にかけてタイやベトナムで人間に感染して世界を驚かせた「H5N1」型の高病原性鳥インフルエンザ・ウイルスのHAたんぱく質のどこが変異していたかを突き止め

た。

河岡が分析したのは人間に感染したことが判明している「H5N1」型ウイルスと鳥に感染したウイルス。鳥に感染したウイルスは改めて感染実験を行っても人間の細胞に感染できなかった。だが人間に感染していたウイルス数株は人間の細胞にも鳥の細胞にも結合、特に三株は結合の度合いが大きかった。

そこで彼の研究チームは人間の細胞と顕著な親和性を示したウイルス表面のHAたんぱく質を詳細に解析。HAたんぱく質を構成しているアミノ酸の配列のうち「百八十二番目」と「百九十二番目」に変異が起きていることを発見した。

鳥インフルエンザ・ウイルスは通常なら百八十二番目のアミノ酸はアスパラギン。だがこれはリシンに変わっていた。また通常ならグルタミンであるはずの百九十二番目のアミノ酸はアルギニンに変わっていた。

アミノ酸は種類が異なれば、姿も変わる。だから当然のことながら、そのアミノ酸が連なってできあがるHAたんぱく質の形にも微妙な変化が現れる。こうして、通常なら鳥にしか感染しないはずの鳥インフルエンザ・ウイルスが人間に感染し、体内で増殖するようになった——これが河岡の主張である。

◆河岡もスペイン風邪ウイルスを復元

二〇〇七年一月、河岡が〝本物〟のスペイン風邪ウイルスと対峙する日がやってきた。米国のタウベンバーガーたちが公表していたウイルスの遺伝情報をもとに、河岡はウイルスを復元、その成果を英科学誌ネイチャーで発表したのだ。

ここまでは、二年前に米国のタウベンバーガーたちがやってのけたスペイン風邪ウイルスの復元劇の再現にすぎない。しかし河岡は二つの点で異彩を放った。人工合成したウイルスを人間に近いカニクイザルに感染させた点と、ウイルスの強力な毒性の背後に免疫の異常反応がからんでいるのを突き止めたことだ。

感染実験はカナダ科学研究所にある「バイオ・セーフティ・レベル（BSL）4」の実験室を借りて実施した。「BSL」は病原菌やウイルスを取り扱う実験室を分類した尺度のこと。「4」は危険度が最大級の天然痘ウイルスやエボラ・ウイルスを内部に封じ込める能力がある。

実験を振り返ろう。まずスペイン風邪ウイルスをサルの鼻などに接種。すると二十四時間以内に体力や食欲が弱まり、感染して一週間ほどたつと重い肺炎を起こし呼吸困難になった。回復は不能と判断した研究者たちはここで実験を停止、サルを安楽死させることとなった。

解剖するとサルの肺は約七割の領域が肺炎に冒され、水分がいっぱいたまっていた。肺にたまった水分でサルが呼吸不全に陥ったことを示唆する光景だった。通常のインフルエンザ・ウイルスを接種したサルが肺炎を起こすこともなく軽い症状にとどまったのと比べると症状は重篤。スペイン風邪ウイルスは通常のウイルスと比べ、気管や肺で百倍以上に増えていた。

サルは生物学的に極めて人間に近い生き物。恐らく、遠い過去にスペイン風邪ウイルスはこのようにして人間を殺戮（さつりく）していったのだろう。実際、スペイン風邪の重症患者の肺には体液や血液がたまっていたことが知られているが、それは今回の実験で研究者たちが見た光景と類似していた。

研究チームによるとこの時、免疫は異常な反応を見せていた。通常、ウイルスなどが侵入すると、生き物の体にはウイルスの増殖を抑えるインターフェロンという情報伝達分子が現れる。インターフェロンの別名はウイルス抑制因子。しかしサルの体内ではインターフェロンの分泌が抑制されていた。

一方、過剰に分泌が増えた情報伝達分子もあった。発熱・腫れ・むくみ・痛みなどを引き起こすインターロイキン6という分子だ。その様子は関係者が嵐に例えて「サイトカイン・ストーム（嵐）」と呼んだほどだった。サイトカインは情報伝達分子の別名である。

炎症は免疫の働きに不可欠な営みではあるが、インターロイキン6がこれほど過剰に分泌され、またウイルスの増殖を抑えるインターフェロンの分泌が抑制されてはサルの体が無事ですむわけもなかった、と考えられる。

生体を守る免疫のシステムでは、抗体を中心とする防衛網に加えて、自然免疫という仕組みが重要な役割を果たしていることが最近、分かってきた。体に侵入した病原体を抗体が迎え撃つのに先駆けて、免疫は免疫細胞に備わった病原体センサーで外敵の存在を察知し、インターフェロンやインターロイキン6などの情報伝達分子を放出し病原体を抑え込みにかかっていたのである。

河岡は、スペイン風邪が猛威をふるった背景には、自然免疫の異常があるとみる。ただしウイルスがどのような仕組みで自然免疫の働きをおかしくさせたのかは分かっていない。生命科学の研究者たちが立ち向かうべき課題である。

自然免疫は本書のメインテーマの一つ。自然免疫については後に詳しく語ることにして先に進もう。

情報伝達分子（サイトカイン）とは

細胞から分泌されるたんぱく質で、特定の細胞に情報や命令を伝える生体分子のこと。主に免疫細胞と免疫細胞の間で伝令の役割を果たしている。情報伝達分子は標的の細胞にたどりつくと細胞表面にある受容体と結合、情報を受け取った細胞はさまざまな生理的な営みを体内で始める。

情報伝達分子は情報の受け渡しよりも、その後に現れる効果の方を重視して生理活性物質と呼ばれることもある。また「細胞を活性化する分子」という意味からサイトカインとも呼ばれている。

著名な情報伝達分子としてはウイルスの増殖を抑えるインターフェロン、炎症を起こさせるインターロイキン6、がん細胞を殺す分子として発見されたTNF（腫瘍壊死因子）などが知られている。

◈ワクチン開発は時間との戦い

私たちはインフルエンザ・ウイルスにどう対抗していけばいいのだろう。近い将来、確実に襲ってくる新型インフルエンザの世界的大流行にどのようにして自分の身を守ればいいのだろうか。新型インフルエンザが大流行を起こした場合、日本政府は国内で最大六十四万人が命を失うと警告している。

こうした大惨事を引き起こす新型インフルエンザの有力候補と目されているのが近年、アジアなどで多数の人間の命を奪った高病原性の鳥インフルエンザ・ウイルス（H5N1型）。世界の主要国はひとまずH5N1型のウイルスを標的とし、ワクチンの開発に取り組み始めた。

病原体に感染しても発病を防いでくれるワクチンの本体は実は毒性を弱めた病原体。人間に感染しても差し障りがない程度にまで毒性をそぎおとした病原体を人間に接種しておくと、体の中の免疫が病原体の顔かたちをきっちり覚え、本物の病原体が侵入した時に病原体を撃退してくれる。

新型インフルエンザのワクチンは、今、世界の主要国で医薬企業によって医薬としての有効性を確かめる臨床試験が進む。それは、大流行を視野に入れた時間との戦いといえるかもしれない。

◈抗インフルエンザ薬も頼り

だが、不幸にも新型インフルエンザにかかってしまったら、どんな手だてがあるのだろうか。その場合、頼りとするのはいわゆる抗インフルエンザ薬。口から飲むカプセル剤の「オセルタミビル（製品名タミフル）」と吸入タイプの「ザナミビル（同リレンザ）」が日本では既に市販されている。

これら医薬は、ウイルスが感染した細胞の中で増殖し、他の細胞に乗り移ろうと感染した細胞の外に飛び出すのをブロックするのが基本原理。ウイルスは表面に備え持ったＮＡたんぱく質をはさみのように使って細胞を切りさき、外に飛び出ようとするが、どちらの薬もＮＡに結合して

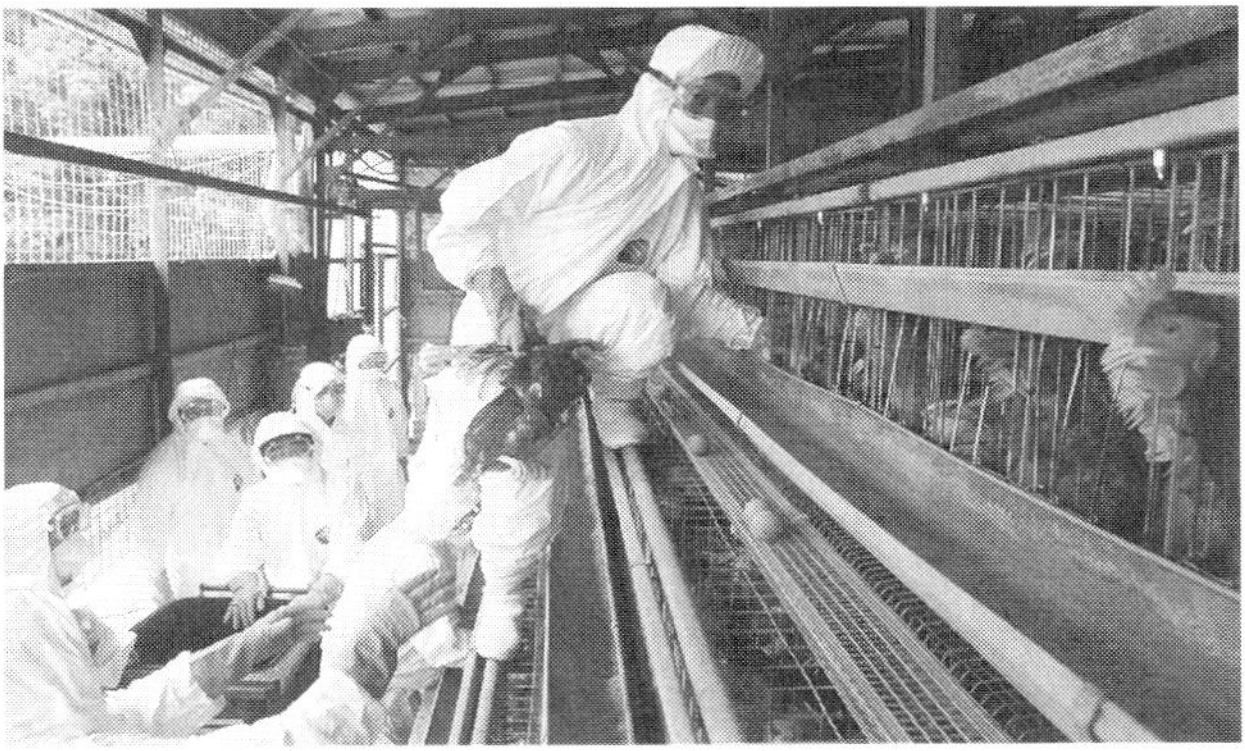

茨城県水海道市（現・常総市）で鳥インフルエンザが発生したため、ニワトリの処分にあたる県職員

はさみを使えなくしてくれる。

インフルエンザ・ウイルスは一つの細胞の中で多量に増殖する。しかし、これらの悪玉を細胞の中に閉じこめておけば、細胞から細胞への感染は防止できる。発病初期に服用すると高熱は下がり発熱期間も短くなる。将来、大流行が予想される高病原性の鳥インフルエンザ（H5N1型）に対し、効果があるといわれている。

ただし警戒は怠れない。インフルエンザ・ウイルスは年ごとに変異を起こして姿を変えており、実のところ、前年に効果があった医薬が翌年にも効用があるとは限らないからだ。つまりインフルエンザの治療薬には汎用性がないのである。

現時点で、最有力候補はH5N1型の高病原性の鳥インフルエンザであるのだから、二十一世紀の文明社会がこのウイルスに的を絞ってワクチンを開発したり、抗インフルエンザ薬を精力的に備蓄したりしているのは最善の選択には違いない。

しかし、もし想定外のウイルスが突然、大流行すればどうなるか。私たちが頼りとするワクチンも抗インフルエンザ薬も歯が立たず、社会は大混乱に陥ってしまうだろう。新たに出現したウイルスに対するワクチンを製造するには最短でも六ヵ月はかかり、その間に多くの人命が失われるかもしれない。

これほどまでにインフルエンザという敵は難敵。人類がこの敵を屈服させるにはなお多くの年月がかかるかもしれない。

第二章　免疫学ことはじめ

◈ジェンナーが開発した種痘

ここでいったん私たちは、インフルエンザの感染爆発が恐れられる二十一世紀から、およそ二百年前の英国の片田舎に目を転じることにする。この時と場所こそジェンナーが世界で初めてワクチンを開発し、人類がただおびえるばかりだった感染症に反撃ののろしをあげたそもそもの始まりだからである。

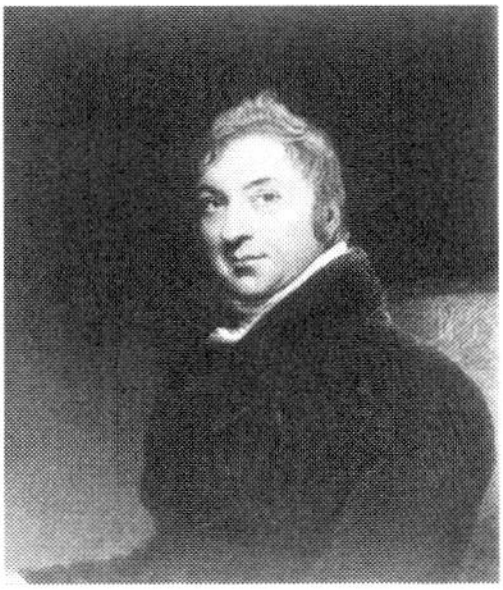
エドワード・ジェンナー

この時、ジェンナーが相手にしたのは天然痘という大物の敵だった。大古の昔から「不治の病」とも「悪魔の病気」とも恐れられた天然痘を予防する牛痘接種法（種痘）を開発したジェンナーは、後に「近代免疫学の父」と賞賛されもした。

天然痘の原因は空気中を漂う天然痘ウイルスだ。ウイルスを吸い込み感染すると四十℃前後の高熱と激しい痛みに襲われ、顔と手足には無数の痘疱が現れた。痘疱は、うみがたまった膿疱となり、患者の三人から五人に一人は呼吸不全で命を失った。
襲った場所は数知れず。日本の平城京やエジプトの古代王朝、十字軍の遠征を起こした中世の欧州を無差別に襲い、人々を恐怖におののかせた。ジェンナーが生まれた十八世紀の欧州でも天然痘は猛威をふるい、毎年二十万～六十万人が命を落とした。死の淵から運良く生還しても、顔には痛々しい痘痕が残った。視力を失うこともあった。

しかし、いったい誰が言い始めたのか、こんな噂が人々の間に広がり始めた。「天然痘は一度かかると二度とはかからない。もし天然痘にかかって運良く生きながらえることができたなら、その後の人生で天然痘におびえることはない」

ジェンナーはもっと奇妙なことを耳にした。それが農家の女たちが口にしていた牛痘という病気にまつわる一種の経験談だ。

牛痘とは牛がかかる天然痘。牛の皮膚や乳房に多くの痘疱ができる病気で乳搾りの女たちはこの病気にかかりやすい。もっとも人が感染しても症状は緩やかで手に痘疱ができる程度。それどころか、一度、牛痘にかかるとあの恐ろしい天然痘にかからなくなる、と彼女たちは信じていたのである。

ならばと熟慮を重ねたジェンナーが使用人の息子、ジェイムズ・フィップスの腕に牛痘のうみをうえてみたのは一七九六年のこと。予想通り、少年の皮膚には痘疱が現れ、発熱も起きた。しかし数週間後に痘疱はカサブタとなってはがれてしまい、少年は無事、健康を取り戻すことができた。

問題は、フィップスの体が「二度なし」体質を獲得したかどうかだ。ジェンナーは今度は、少年に本物の天然痘のうみを恐る恐る接種して容態を見守った。最悪の場合、少年は命を落としてしまう。だが神様は微笑んだ。少年に天然痘の症状は現れなかった。

人類は、ここに免疫の仕組みを利用して、天然痘の発病を防ぐ種痘をついに開発したのだった。

種痘は英国から欧州や米国に、そして極東の日本にも江戸末期に伝わり天然痘を次第に制圧。ジェンナーが初めて種痘を施してから約二百年後の一九八〇年にはＷＨＯが天然痘の根絶を宣言するにいたった。

現代では種痘に限らずあらゆる感染症に対する予防注射を「ワクチン」と呼ぶ。これはフランスのパスツールが国際会議でジェンナーの業績に敬意を表して予防接種を「ワクチンと呼ぼう」と提唱したのがきっかけだ。

ラテン語で雌牛を意味する言葉は「vacca」。さらに牛痘を起こす病原体にはジェンナーがワクチンとして利用した牛痘ウイルスの他に、天然痘の根絶に役だったワクチンに使われた「ワクシニア（vaccinia）・ウイルス」も存在し、これらがワクチンという名前の語源となったという。

◆牛痘ウイルスは天然のワクチン

ジェンナーは少なからず運に恵まれていたことも否定できない。それは、彼が遭遇した牛痘ウイルスが、見かけ上は人間の天然痘ウイルスと似ていながら毒性は弱く、天然痘のワクチンとして利用するための条件を満たしていたことだ。つまり牛痘ウイルスは、もとより自然に存在していた天然痘のワクチンだったのだ。

ジェンナーがフィップスの腕に牛痘のうみをうえ牛痘ウイルスが体の中に侵入した時点に目を向けてみよう。ウイルスに感染されるのは初めてなので、少年の体に備わった免疫の対応は鈍くウイルスを撃退できる抗体はなかなか現れない。

しかし幸いにも牛痘ウイルスは人間の天然痘ウイルスと違って毒性は弱かった。ましてウイルスは鼻や口から吸い込んだのではなく、皮膚から接種したものだった。かなり専門的になって恐縮だが、皮膚にはランゲルハンス細胞という免疫系の細胞があり、免疫の働きを強めてくれるので少年の体に生死にかかわるできごとは発生しない。時間の余裕はたっぷりある。

そうこうして数日がたつと免疫はウイルスの迎撃に効果的な突起を最先端部に備えた抗体を体内に送り出してくれる。初遭遇の敵に対して、免疫の行動はもたつくが、それでも一応は任務を果たしてくれるのだ。

しかも免疫は敵の顔はしっかり覚えてくれる。抗体を産み出しているのはリンパ球の一種のBリンパ球という免疫細胞。ウイルスが抗体の攻撃で体内から消え去ると、使命を果たした抗体もBリンパ球も死んでいくが、迎撃戦に最も力を発揮した抗体を作っていたBリンパ球だけは一部が体の中で生き続ける。

このように過去に侵入した病原体の顔を覚えているBリンパ球を専門用語では「メモリーBリンパ球」といい、次に牛痘ウイルスと同じ姿をした天然痘ウイルスが体内に侵入したら、前回に効果を発揮した抗体をすかさず大量に作り体内に送り出し、天然痘の発病を防いでくれる。

もっとも動物に感染するウイルスが人間の体では穏やかな営みをしてくれるとは限らない。

例えば二十世紀末に人類を恐怖におののかせたエイズ・ウイルス（ＨＩＶ）の起源とされるサル免疫不全ウイルス（ＳＩＶ）。ＳＩＶは宿主とするサルに感染しても営みは穏健でめったに発病しない。ところがＳＩＶの遺伝子が少し変異して誕生したとみられるＨＩＶの人間に対する振る舞いは極めて凶暴だ。

つまり、天然痘のようにもともと自然に存在している牛痘ウイルスをワクチンとして利用できるケースは非常に珍しい。その点でジェンナーは幸運だったのだ。

幸運といえば、人類にとって天然痘ウイルスが遺伝子にＤＮＡを持つＤＮＡウイルスであったことも見逃せない。なぜならDNAという核酸はRNAと違って壊れにくく変異をめったに起こさない。このため天然痘ウイルスはインフルエンザ・ウイルスと違って変身することなく常に同じ姿でいてくれた。

だからこそジェンナーが考案して以来、種痘は安定して効果を発揮し続け、人類は天然痘を二十世紀に撲滅することができたといえるだろう。

◈ジェンナー以前に人痘の試み

ジェンナー以前に世界の民のすべてが免疫という驚異の仕組みに無知だったわけではない。一部の人々は一度かかった病気には二度とはかからないという体験を通じて免疫の存在を感づいていたし、それどころか免疫の仕組みを使って「医療」も行っていた。

命をかけたその危険な方法はインドで六世紀に始まったとも、もっと早く紀元前一世紀には始まっていたともいわれる「天然痘接種」だ。人の天然痘を接種することから「人痘」とも称された、この予防法は、文字通り、天然痘の痘疱から取り出したうみを人の体にうえつける荒々しい手技である。

やり方はこうだ。まず腕に天然痘患者の痘疱からとり出したドロドロしたうみをつける。次に刃物でその部分に小さな傷を作る。そうするとうみの中に含まれる微少な天然痘ウイルスが体の中に侵入する。

この手技の目的は明白だ。運を天にまかせて本物の天然痘ウイルスに感染し、「二度なしの体質」つまり「天然痘への免疫」を身につけようというのだ。

死亡率は低くない。人痘によって重い天然痘にかかり、死んでしまう割合は、ある説によれば二％ほどだったというし、一〇％を少し超えるぐらいだった、という説もある。大づかみにいえば、これは致死率が数％と推定されるスペイン風邪にかかるのとほぼ同じ程度の危険な行為だ。医療に一〇〇％の安全を求める現代人なら、絶対、お断りのはずだ。現代の生命倫理に照らす限りは乱暴というほかない荒技である。

しかし、この方法は過去の人々の目には際立って危険な手法とは映っていなかったかもしれない。というのは、うみを腕の皮膚につけるというやり方で病原体を人に感染させても、たいていの場合、病気はうみをつけた周辺だけに痘疱ができる程度の軽い症状にとどまったからである。

ここで読者には一時的に太古の昔に戻ってインドの民になっていただきたい。インドでは頻繁に天然痘が流行し、天然痘にかかれば小さからぬ確率で命を失い、生き残ってもあばた顔になってしまう。

ただしあなたは人痘を受けることもできる。たいていの場合、病気は軽くおさまり天寿を全うできる。さてあなたならどうするか。

当時のインドの民もさぞかし迷ったことだろう。しかし結果的には、悪くない賭けと思った人はかなりいたらしく、人痘は徐々に周辺地域へ広がっていき、コンスタンティノープルを経て英国に伝わった。

驚くべきは種痘を考案したジェンナーも通説では子供の頃に人痘を受けていることだ。しかもジェンナーは長じて開業医になった後も人々に人痘をしていたのだという。

かといってジェンナーの評価がこれで低まるわけでは決してない。むしろ、このような高リスクの医療行為に接したことが動機となって彼はより安全な方法を追い求め、種痘を考案したに違いないからだ。

ちなみに人痘は種痘が伝わる以前の日本にも伝わり、福岡藩の支藩だった秋月藩では少なからぬ民の命が救われた、と伝えられている。

◆北里、抗体発見のきっかけは破傷風

私たちは免疫の主人公の抗体が世界で初めて発見された現場に立ち会うため、時代を一気に百年ほど飛ぶこととする。時は十九世紀後半、場所はドイツのベルリン。そこには極東の日本からロベルト・コッホの元へやってきた北里柴三郎がいた。

種痘を考案したジェンナーが天寿を全うするのに前後して医学の神様は二人の偉才を世に送り

出した。フランスのパスツールとドイツのコッホだ。

互いをライバルとして強く意識した二人は、コッホが感染症を引き起こす病原体を発見すれば、パスツールがワクチンをすかさず開発する、といった具合に成果を競い合い、そろって「近代細菌学の開祖」と呼ばれるようになっていた。

北里が抗体を発見したのは破傷風菌の研究に挑んだのがきっかけだった。破傷風菌は切り傷などから侵入すると毒素を放出し中枢神経をおかす。舌がもつれ、筋肉が痙攣し高熱も出る。当時は発病すると死を免れなかったし、今でも初期の対応を間違うと命を救うのが難しい。

これより以前、パスツールは一八八五年に狂犬病ワクチンを考案していたし、師のコッホは一八八二年に発見した結核菌を使って、結核ワクチンを開発しようとしていた。北里も破傷風のワクチンを開発しようと夢を抱いていたことだろう。

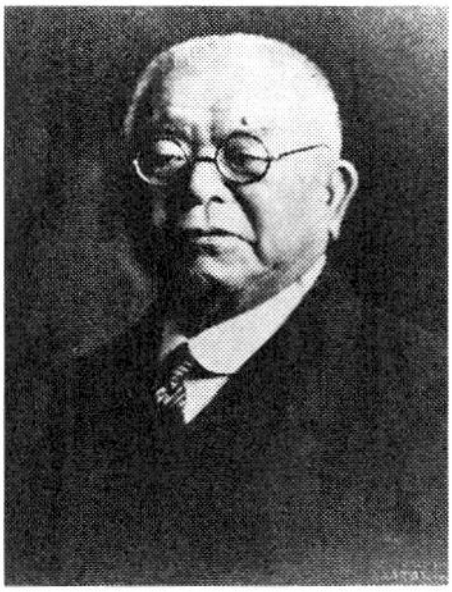
北里柴三郎

当時、ワクチンの作り方はパスツールによって確立されていた。病原体をとらえ、病原体の毒性を人工的に弱めたりなくしたりしてやればいい。自然界に存在した牛痘ウイルスをそのまま使ったジェンナーの種痘と違って、この時期、人類は病原体に手を加えて、これをワクチンとして利用するまでに進歩していた。

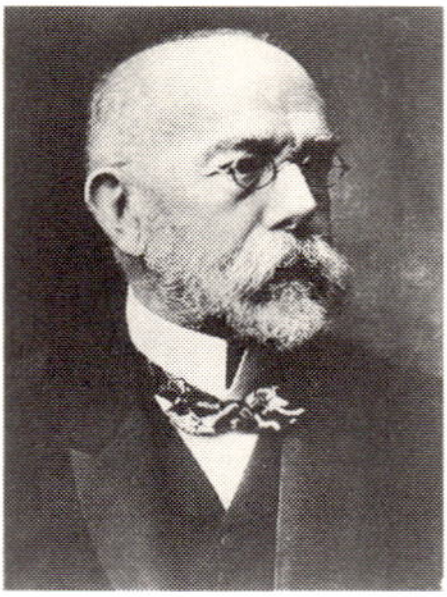

ロベルト・コッホ

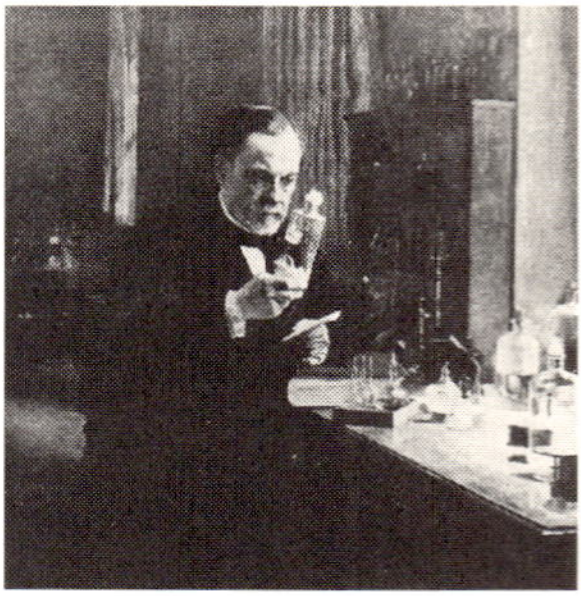

ルイ・パスツール

ところが、この手法は破傷風菌に応用できなかった。なぜなら破傷風は病原菌自体が起こす病気ではなく、病原菌が放出する毒素が原因で起きる病気だったからだ。

◆世紀の発見「抗毒素」

それでは北里はどのように破傷風を退治する方策を見出したのか。通説によれば、北里は麻薬（まやく）の一種のコカインに注目した。コカインはめまい、幻覚・幻聴、呼吸困難などの急性中毒症状をきたす。しかし服用を少量から始めて次第に量を増やしていくと、体はコカインの毒性に慣れていき、中毒が起きなくなってしまう。

コカインを一種の毒素とみなせば破傷風菌の毒素でも同じ現象が起きる可能性がある。こう考えた北里は早速、動物実験を開始した。まず破傷風菌の毒素を薄めて動物に注射。さらに少しずつ濃度を高めていきながら毒素を何度か注射。その後、致死量とみられる大量の毒素を実験動物に注射する実験である。

北里の読みはあたった。毒素に慣れてしまった動物は大量の毒素を注射されても破傷風にならなかった。動物は破傷風にかからない体質を身につけたようだった。

さて、ではこの現象をどう解釈するか。北里は「体の中に破傷風菌の毒素を中和する『何か』が現れた」と推測した。ならば、その「何か」を探さねばならない。有力候補は血液だった。中和物質が体のどこで作られているかは別として、血液は体の中を循環しているのだから、血液に中和物質が入り込んでいる可能性は高い。

血液は試験管の中に入れて放置しておくと、試験管の下部には赤血球や白血球の固体成分がたまり、上部には比重の小さな液体成分が浮かぶ。この液体成分を血清という。中和物質は血清の中にあるのか、それとも赤血球や白血球の固体成分の方にまぎれこんでいるのだろうか。

ほどなく答えは見つかった。毒素を接種されても病気にならなくなった動物の血清と毒素を、抵抗力を持っていない動物に接種したところ、動物は破傷風にかからなかったのだ。毒素を中和する物質は血清の中に潜んでいた。

北里は、この中和物質を「抗毒素」と命名した。毒素に抗い、毒素の悪しき振る舞いを封じてくれるから抗毒素。今、私たちが抗体と呼ぶ物質である。一八九〇年のことだった。

ジェンナーが種痘の成果を発表したのは一七九八年。種痘は確かに天然痘の脅威を封じ込んでくれはしたが、体の中ではどんな仕組みでどんな分子が病原体と格闘しているのか、人類は知るよしもなく、免疫の営みを担う実体は神秘のベールに包まれていた。

しかし、そうした暗黒の時代も終結。北里の奮闘によってその正体は抗毒素であることが明らかになり、近代免疫学の幕がここにあいた。文字通り、世紀の発見だった。

◆ベーリングと研究論文を発表

北里の研究が佳境に入ったこの時、ある研究者が北里の研究に合流する。北里より約三年後にコッホ門下に入ってきたエミール・フォン・ベーリングだ。

北里の快進撃とは裏腹に、この時、ベーリングは研究がはかどらず苦しんでいた、という。独自のアイデアに基づき化学薬剤を使ってジフテリアという病気に挑んでみたものの、これといった成果が出ず研究は停滞していた。

ジフテリアは破傷風と同様、病原菌が人間の体内で毒素を放出することによって起きる急性の感染症。高熱、喉の痛み、咳などから始まって症状が悪化すると、呼吸が困難になりやがて神経麻痺、心臓麻痺なども引きおこす。

米国の初代大統領、ジョージ・ワシントンはジフテリアによる呼吸困難で亡くなったといわれているし、当時の欧州では子供の死亡原因のトップはこのジフテリアとされた。一説には、死亡率は四〇％前後に達した。

そんな時、コッホやベーリングの目にとまったのが、北里の成果だったたのだろう。北里は血清の中に破傷風の毒素を中和する物質を発見した。ならば毒素のせいで起きるジフテリアにも同じ手法が通用するかもしれない。

こうして北里とベーリングの共同研究が始まった。研究の手法は破傷風と同じ。まずジフテリア菌の毒素を実験動物に少量ずつ注射して、動物の体内で抗毒素を作らせる。次に致死量の毒素を注入しても抗毒素の働きによって動物が死なないことを確認した。

仕上げは毒素を接種されても病気にならなくなった動物の血清と毒素を、毒素には無抵抗の状態の動物に一緒に接種する実験だ。期待通り動物はジフテリアにはかからなかった。

すべてはうまくいった。北里とベーリングは一八九〇年十二月四日、ドイツ医学週報第四十九号に一連の研究成果を記した研究論文を共著の形で掲載する。タイトルは「動物におけるジフテリア免疫と破傷風免疫の成立について」。この後、ほどなくして世界各国に拡がる血清療法の基礎となった重要な論文である。

◈特異的な抗毒素の振る舞い

生命科学に縁のない読者にはいささか地味に思えるかもしれないが、北里とベーリングの二人が共同で突きとめた成果をもう一つ紹介しておこう。それは「抗毒素が特異的に働く」という免疫学史に残る重要な発見だ。

ここに破傷風の毒素とその毒素を中和する抗毒素（抗体）があるとしよう。両者を試験管の中に入れて混ぜると濁りができる。抗毒素が毒素と結びついた証拠だ。

だが破傷風の抗毒素をジフテリアの毒素と混ぜても両者は結合せず、濁りはできない。破傷風の抗毒素はジフテリアの毒素を攻撃しないのだ。ジフテリアの抗毒素を破傷風の毒素と混ぜても同じ。決してジフテリアの抗毒素は破傷風の毒素と結びつかず濁りはできない。

この現象、当たり前と思う人もいれば、退屈に感じる人もいるかもしれない。しかし学問上は「免疫に関連する分子は、相手を選んで特定の相手としか反応しない」という非常に重要な原理を示している。免疫学はこのように相手を選ぶ現象を「特異的な反応」と表現し、大学や大学院で学ぶ学生たちはつい最近まで「免疫にかかわる現象はすべて特異的な現象である」と教えられてきた。

◈メチニコフが発見した「食作用」

ここで一人の異才を紹介しよう。ロシアのイリヤ・メチニコフ。「食作用（しょくさよう）」を発見し一九〇八年にノーベル生理学医学賞を受賞した研究者である。

メチニコフはミジンコの体内に細菌の一種を注入した。するとアメーバのようにくねくね動く細胞の群れが細菌を取り囲み攻撃している光景が顕微鏡で見えた。

多くの場合、細菌はくねくね動く細胞に食べられて姿を消してしまい、戦いはアメーバもどきに軍配があがった。メチニコフは細菌を食べるかのような細胞の振る舞いに着目して、この働きを「食作用」、細胞を「食細胞」と呼んだ。

メチニコフがこんな奇抜な実験を試みたのはコッホやパスツールによって病原菌が続々見つかり、病原菌を抑え込むワクチンも開発されていた時期。ところが人間の体は病原菌とどのように戦っているのか、免疫の仕組みは解明されていなかった。

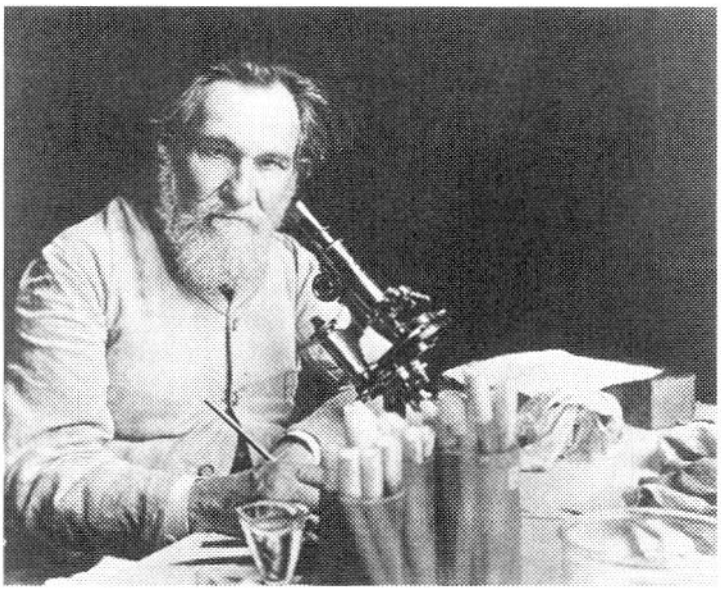
イリヤ・メチニコフ

そこで、メチニコフは実験結果を元に、食細胞の働きこそが生き物を病気から守っているのだとする新説を提唱。ウサギやモルモットなどの動物の体にもくねくね動くアメーバのような細胞があることを突き止めた。
私たちはこの細胞の正体を知っている。これは生体に侵入した細菌やウイルスを捕食するマクロファージという免疫細胞で別の名は大食細胞。脊椎動物か否かを問わず、ほぼすべての動物の体内にマクロファージは存在している。
しかし食細胞が生き物の体を病原体から守っているとするメ

チニコフの説の旗色はその後、悪くなっていった。北里柴三郎が突き止めた抗毒素（抗体）が免疫の本体であるとする説が有力になっていったからだ。

しかし二十世紀末にいたってメチニコフが唱えた異端の説は、自然免疫の研究の高まりとともに見直され、改めて注目を集めることとなった。読者にはぜひメチニコフという異才の名前を脳裏に刻んでおいていただきたい。

◆免疫の使徒たち

マクロファージが登場したのを機会に「免疫の使徒」を紹介しておきたい。

あなたの体に病原菌やウイルスが侵入したとしよう。するとあなたの体に備わった免疫細胞や抗体は病原体を攻撃し始める。戦いの舞台にあがるのは抗体、Bリンパ球、Tリンパ球、マクロファージ。これらの面々が免疫の使徒である。

抗体は体の中に侵入した病原体を逮捕する任務を帯びた免疫分子だ。成分は免疫グロブリンというたんぱく質。「Yの字」の姿をしていて、先端にある両腕のような「Vの字」の部分を使って病原体を捕まえる。

リンパ球やマクロファージは分裂・増殖する細胞だが抗体は細胞の形はしていない。抗体が捕まえる病原体は抗原ともいう。

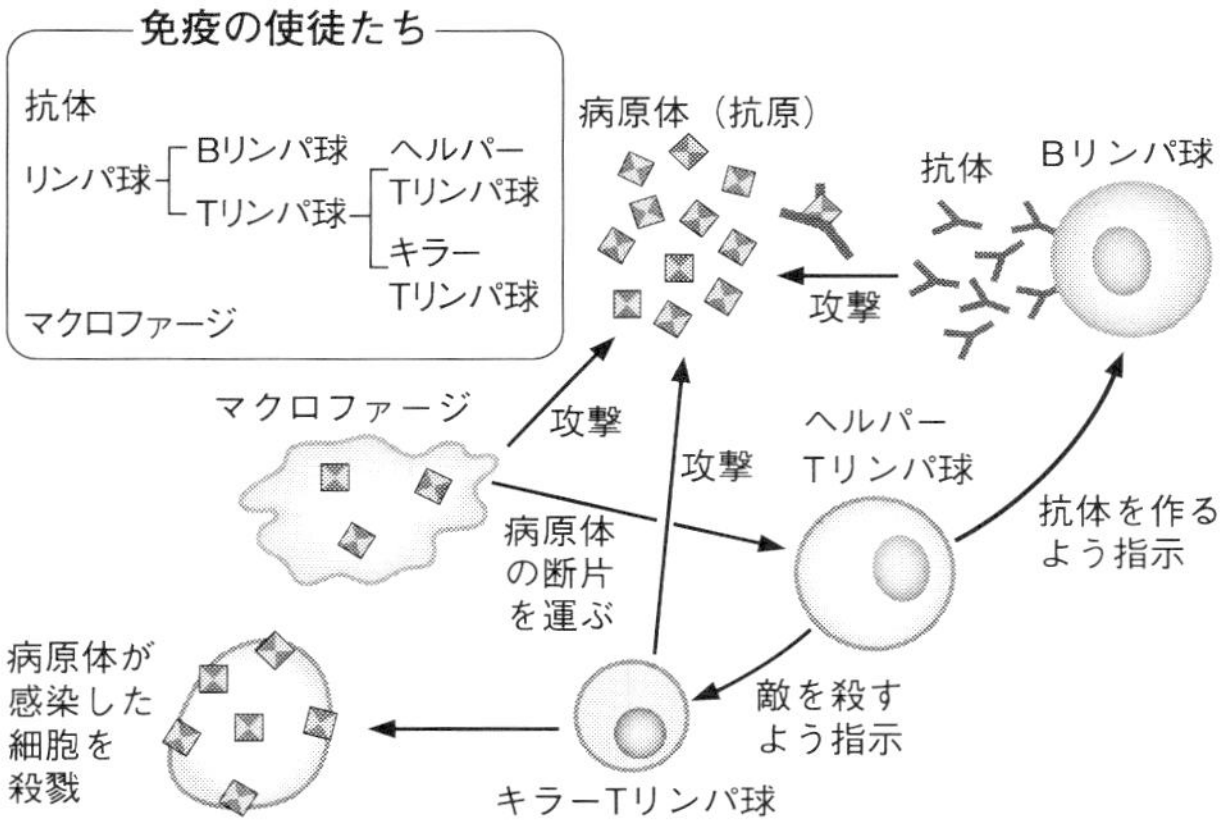

免疫の使徒たち

抗体を作ってくれるのはBリンパ球。血液の中には赤い色の赤血球と無色の白血球があり、リンパ球は白血球の一員だ。そしてリンパ球にはBリンパ球とTリンパ球の二つの種類があり、このうち「B」の方が抗体を生産するリンパ球だ。

Bリンパ球によって作られた抗体の群れは血液に溶け出して標的の病原体に向かっていく。いわば抗体は外敵を逮捕する警察官、Bリンパ球は警察官を派遣する都道府県の警察本部といったところだ。

Tリンパ球の役割は迎撃戦の司令塔だ。Tリンパ球はBリンパ球に「敵を捕まえる抗体を作れ」と指示を出して抗体を作らせる。こうした働きをするTリンパ球は「ヘルパーTリンパ球」と呼ばれる。Bリンパ球の営みを支援しているのでこんな名がついたが、実は、迎撃戦の中では最も重要な任務をこなしている。

ヘルパーTリンパ球は大別するとヘルパー1Tリンパ球とヘルパー2Tリンパ球の二つがあり体内で勢力を競い合っている。詳しい説明は避けるが、日本人を苦しめる花粉症は「ヘルパー2」の勢力が強い人に生じやすいアレルギーである。

Tリンパ球にはもう一つキラーTリンパ球と呼ばれる細胞がある。これは文字通り殺戮細胞。抗体が捕らえた病原体を殺戮したり、不幸にもウイルスにとりつかれて抗体では対処できなくなった細胞を情け容赦なく無差別に殺していく。キラーTリンパ球の役割は敵を殺戮する軍隊の機甲歩兵である。

殺戮戦を行うにあたって、「敵を殺せ」とキラーTリンパ球に指示を与えているのは司令官のヘルパーTリンパ球だ。

大食細胞とも呼ばれるマクロファージは、キラーTリンパ球が出動する以前から戦いの最前線にいて病原体を見つけては相手を食い殺している。

ただしマクロファージにはもう一つ、大切な役目がある。捕食してバラバラにした病原体の断片をヘルパーTリンパ球の元へ運んでいくことだ。そして、その断片を「見た」司令塔のヘルパーTリンパ球は侵入者が何者であるかを知り、迎撃戦の指示・命令をBリンパ球とキラーTリンパ球に与えるのだ。

マクロファージのこうした偵察隊のような働きは専門用語で「抗原提示」という。抗原は病原菌やウイルスのこと。もしマクロファージが抗原の断片を見せにこなければ、ヘルパーTリンパ球は迎撃戦の計画をたてようがない。抗原提示の役割がどれほど重要かお分かりいただけるだろう。

最新の免疫学では、このような抗原提示の働きが特に大きい樹状細胞に注目することが多くなってきた。この細胞は、文字通り、樹木の枝のような突起を四方八方に拡げた形をしているのが特徴。従来はマクロファージの一員とされてきたが、最近ではマクロファージとは別種の免疫細胞とみなす研究者も増えてきた。

専門用語が難解で意味不明でありさえする免疫学の世界もここで登場させた「抗体」「Bリンパ球」「ヘルパーTリンパ球」「キラーTリンパ球」「マクロファージ」の名前を頭の中に入れてしまえば、一転して謎とミステリーに満ちた楽しく面白い世界に見えてくるだろう。

読者は、この先、頻繁に登場するであろう「免疫の使徒」の名前をぜひ、ご記憶願いたい。

◈免疫の世界の伝令役、情報伝達分子

免疫のミステリーを一つ解き明かすことにしよう。

つい先ほど、マクロファージが運んできた病原体の断片を見て、ヘルパーTリンパ球は迎撃戦の指示をBリンパ球などに与える、と語ったが、いったい、ヘルパーTリンパ球はどのようにし

て「抗体を作れ」という命令を伝えているのだろうか。

イラストをご覧いただきたい。これは一九七〇年代前半、筆者の岸本がIgEというアレルギーの原因となる抗体を発見した石坂公成の元で学ぼうと米国に留学した時、石坂とともに発表した研究論文の内容を図式化したものだ。

当時はリンパ球にはBリンパ球とTリンパ球の二つがあることが判明し、「抗体はリンパ球が作り出す」とする従来の単純な理論は時代遅れになりつつあった。「B」と「T」はそれぞれどのような働きをして抗体を作っているのか、世界の研究者がこぞってこのテーマを研究し始めた。

そうした最中、岸本と石坂は「抗体を作るBリンパ球のそばには必ずTリンパ球が存在する」現象に注目。「Tリンパ球はBリンパ球に向かって命令を伝える情報伝達分子を放出している」との仮説を立て、問題の分子を突き止めた。

Tリンパ球が作るその分子は、抗体を作り出すためにBリンパ球を増殖させたり、分化させたりする指令を出しているように見えた。そこで岸本たちは論文でこの分子を「ヘルパー・ファクター」と命名した——。

そう、もうお気付きだろう。ヘルパーTリンパ球はマクロファージが運んできた病原体の断片を見ると、Bリンパ球に向かって「抗体の生産開始」という命令を帯びた情報伝達分子を走らせ

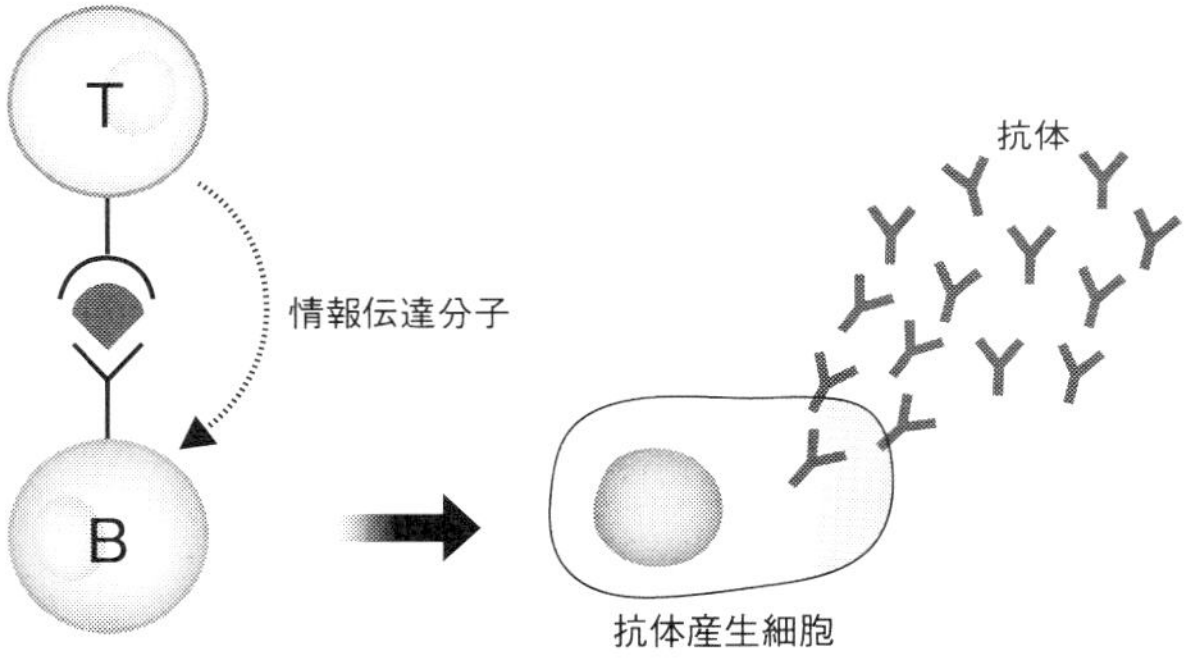

Tリンパ球はBリンパ球に向けて情報伝達分子を放出している

ていた。

情報伝達分子はその後、他の免疫細胞からも続々と見つかった。免疫細胞は極微量のたんぱく質でできた情報伝達分子を放出しては緊密に連携を取りあっていた。要は情報伝達分子とは「免疫細胞と免疫細胞の間で伝令の役割を果たしている分子」つまり「免疫の世界の伝令役」なのである。

岸本らが描いたモデルもほどなく見直しを迫られた。ヘルパーTリンパ球が放出している情報伝達分子は一種類にとどまらないことが分かったからだ。現在ではこれらの分子はインターロイキン4、インターロイキン5、インターロイキン6であることが判明している。

アレルギーと関連の深いインターロイキン4は、京都大学の本庶佑（ほんじょたすく）（現・総合科学技術会議議員、京都大学教授）らが遺伝子を分離し配列を突き止めた。

炎症と深いかかわりがあるインターロイキン6は、阪大の岸本と平野俊夫が一九八六年に発見した情報伝達分子だ。体内に侵入した病原体を殺そうと免疫は高熱を出す。その際、体内で免疫細胞の間を飛び回るのがインターロイキン6である。

しかし情報伝達分子の種類が六つにとどまると思ってもらっては困る。インターロイキンだけでもこれまでに発見された分子は三十種類以上にのぼる。

インターロイキンは直訳すると「白血球と白血球の間をつなぐもの」。この分子を放出したり受け入れたりするリンパ球が白血球（リューコサイト）に分類されるため、「インターリューキン」つまり「インターロイキン」と呼ばれるようになった。

◈日本人が発見したインターフェロン

情報伝達分子には大物の分子がまだ残っている。それは日本の長野泰一・元東京大学教授によって発見されたインターフェロン。インターロイキンよりもっと以前に発見されたという点でも知名度の点でもインターフェロンは横綱格の情報伝達分子だ。

インターフェロンには「α」「β」「γ」などがあり、一時、がんの特効薬になると期待を集めた。現代では薬害肝炎問題で注目が強まったC型のウイルス性肝炎やいくつかのがんの治療に用いられている。

TNFも著名な情報伝達分子だ。TNFはマクロファージなどが放出する分子で当初はがん細胞を殺す働きがあると一時、大いに期待された。

赤血球を増やす働きを持ったエリスロポエチン（赤血球増多因子）はユニークな存在。「免疫細胞と免疫細胞の間で伝令の役割を果たす」という通常の説明には収まらない血液系の情報伝達分子で、大型バイオ医薬となった情報伝達分子としても知られている。

◆十一面観音のようなインターロイキン6

読者は十一面観音（じゅういちめんかんのん）をご存知だろうか。十一面観音は仏教が信仰の対象とする菩薩で、慈悲に満ちた顔や怒った顔、笑った顔など十一の顔を持つのが特徴だ。

インターロイキン6は全部で数百種類あるといわれる情報伝達分子の中で十一面観音に大変、よく似た情報伝達分子だ。発見以降、この分子にはひっきりなしに「善」「悪」さまざまな営みが見つかり世界の研究者を驚かせたからだ。

主だった働きをまとめたイラストをみてほしい。

まずBリンパ球に抗体を作らせる営みはこれまでに語った通りだ。次に炎症を起こす営み。これは心房内粘液腫（しんぼうないねんえきしゅ）という珍しい心臓の病気にかかった患者が正体不明の炎症を起こしていたことから見つかった。調べてみると炎症を起こす犯人はインターロイキン6だった。

炎症が起きるのは、病気やケガを治そうとする免疫の営みそのものでもあるが、熱が出たり、腫れて痛くなったりするのはやはり辛い。善と悪。どちらの側面も持つといわれるインターロイキン6らしい営みだ。

インターロイキン6には肝臓の細胞を刺激して急性期たんぱく質というたんぱく質を作らせるという振る舞いも見つかった。急性の炎症が体のどこかで起きると生体は肝臓に通常とは異なる種類のたんぱく質を作らせ異変に対処させようとする。その際にインターロイキン6は働いていたのだ。

病気にかかった人の血沈（赤血球沈降速度）を測ると必ずといっていいほど血沈は大きくなる。これは急性期たんぱく質が血液中に紛れこんでいるからだ。だから昔から医師は患者が健康か否かを、血沈を参考に判断してきた。

古代ギリシアの医学者で「医学の父」とも呼ばれるヒポクラテスは「病気は血のにごりから」と語った。彼は遠い過去に真理の一端を見抜いていたのだ。

こんなできごともあった。岸本らがインターロイキン6を突きとめた後、それ以前から「肝細胞刺激因子（ＨＳＦ）」と呼ばれていた分子の遺伝子が解読された。すると、その遺伝子はインターロイキン6と全く同じだった。つまりＨＳＦと呼ばれた分子はインターロイキン6そのものだったのだ。

ある条件のもとでは、インターロイキン6は出血した時に血管の傷口をふさいでくれる血小板を増やすことも分かった。

一方、悪の代表格は骨髄腫（ミエローマ）細胞を成長させる、という営みだろう。骨髄腫は悪性の血液がんの一種。骨の中にある骨髄で作られるBリンパ球ががん化して異常な抗体を作り出すようになったものだ。Mたんぱくとも呼ばれるできそこないの抗体が血液中に流れ出し体にさまざまな悪さをする。骨の破壊という痛々しい症状を伴うのもこの病気の特徴だ。

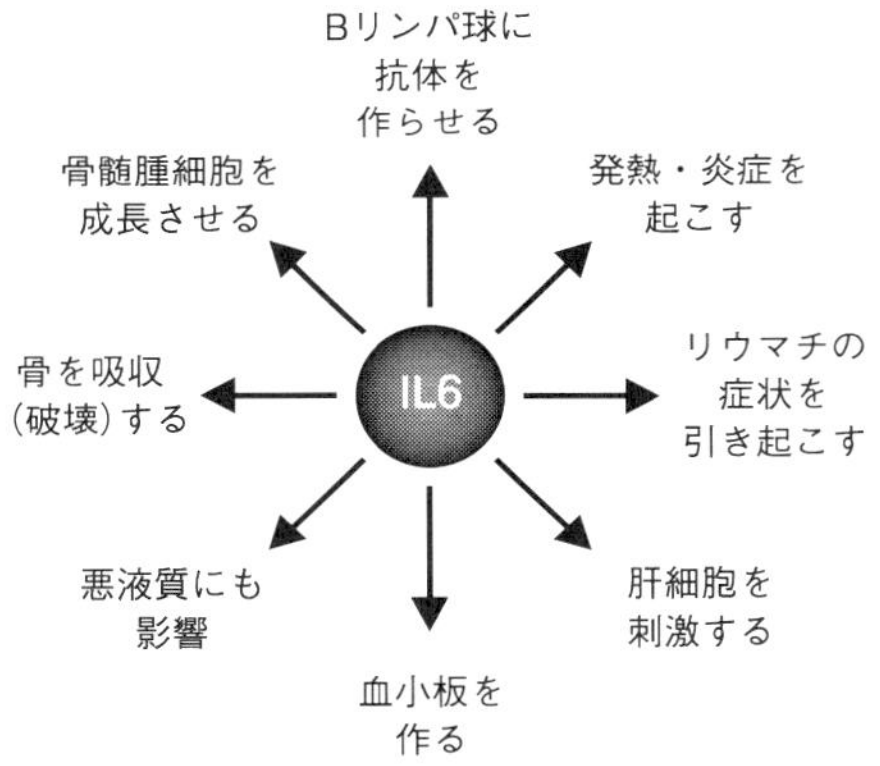

インターロイキン6のさまざまな働き

関節を壊してしまう営みもとても善人の振る舞いとはいい難い。関節リウマチ患者の滑膜ではインターロイキン6が大量に発生して関節が破壊されてしまう。

さらにがんやエイズなどの末期患者に体重の減少・貧血などの痛々しい症状を引き起こす悪液質。この極めつけの悪さにも、インターロイキン6やTNFがかかわっていることが判明した。

まだある。リンパ節が腫れ発熱や貧血、炎症が伴うキャッスルマン病という病気とのかかわりだ。キャッスルマン病はヒトヘルペスウイルス8型というウイルスの感染によって起き、腫れたリンパ節でインターロイキン6が大量に分泌されていることが確認されている。

◆情報伝達分子と受容体

抗体は抗原と結びつく。では情報伝達分子は体内で何と結びつくのだろうか。例えばTリンパ球がBリンパ球に抗体を作らせるために放出したインターロイキン6という情報伝達分子はBリンパ球に到達すると、いったいどんな分子に「抗体を作れ」という命令を伝えているのだろうか。

答えは受容体（レセプター）だ。情報伝達分子とその受容体は「カギ」と「カギ穴」の関係。主な情報伝達分子を発見し終わると世界の研究者の関心は受容体に向かい、一九八〇年代後半には続々と受容体が発見され遺伝子も解読された。

情報伝達分子の受容体は少々の例外はあるにせよ、植物のように「根」に相当する部分を免疫細胞の表面の膜に突きたて、「幹」を上に伸ばして立っている。免疫細胞の表面にあるインターロイキン6受容体もそうだ。

受容体にインターロイキン6が近づいて合体すると、命令は受容体から細胞の中心部にある核に伝わりBリンパ球は抗体の生産を始める、という仕組みだ。

受容体の研究はさまざまな知的果実をもたらした。その最たるものはＴＮＦの受容体が、細胞に自殺を促す分子としてかねて知られていた「Ｆａｓ」の仲間であった、という驚きの事実だ。免疫の殺戮細胞と呼ばれるキラーＴリンパ球が、ウイルスに感染した細胞を殺す営みも本当は細胞の自殺。ウイルス感染細胞の表面に現れたＦａｓと、キラーＴリンパ球の表面にあるＦａｓリガンドが結合すると細胞は自殺を始めるのである。ちなみにリガンドとは受容体と、カギとカギ穴の関係にある分子のことだ。

医薬にならなかったインターロイキン6

岸本らは一九八〇年代、インターロイキン6を医薬にしようと味の素と共同研究を実施したことがある。手足が出血した時に、インターロイキン6が血管の傷口をふさぐ血小板を増やす働きを持つ点に着目した試みである。

その頃、海外では血液系の情報伝達分子であるエリスロポエチンがバイオ医薬として成功をおさめつつあった。ならばインターロイキン6も医薬になると考えた。

だが、期待はほどなく失望に変わった。ネズミにインターロイキン6を注射したところネズミの体温は急速に上昇した。後に分かったことだがインターロイキン6は発熱の働きも持っていて、ネズミの体が熱を帯びてしまったのだ。

不穏な実験結果に岸本たちは少なからず動揺した。「どうも、これは薬になりそうにない」と悪い予感も働いた。その後、この分子からは立て続けにさまざまな「悪」の営みが見つかり、インターロイキン6そのものを医薬にすることはできずに終わった。

第三章　関節リウマチ克服物語

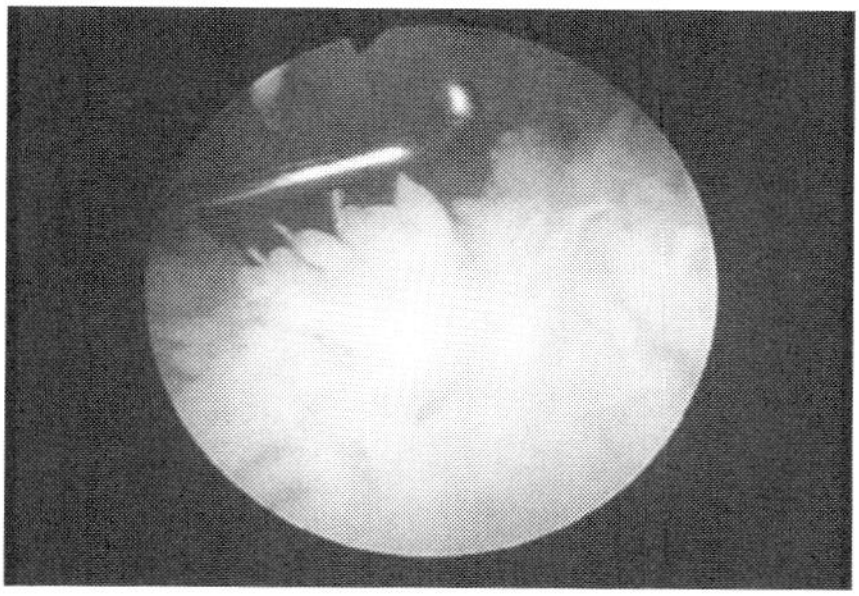

関節リウマチにかかった人の関節の内部
（桜映画社提供）

◆関節と骨を破壊する関節リウマチ

関節リウマチとはどんな病気なのか。

何はともあれ、写真を見ていただきたい。おびただしい数のひだ、ひだ、ひだ。これは関節リウマチにかかった人の関節の内部を内視鏡を使って撮影したものだ。

ものすごい数のひだの正体は本来なら関節を優しくくるんでいるはずの滑膜（かつまく）が炎症を起こして異常に増殖した姿だ。滑膜は関節を滑らかに動かす潤滑剤である関節液や栄養分を供給するのが本来の役割。滑膜がこんなに腫れあがってしまっては苦痛からは逃れられない。

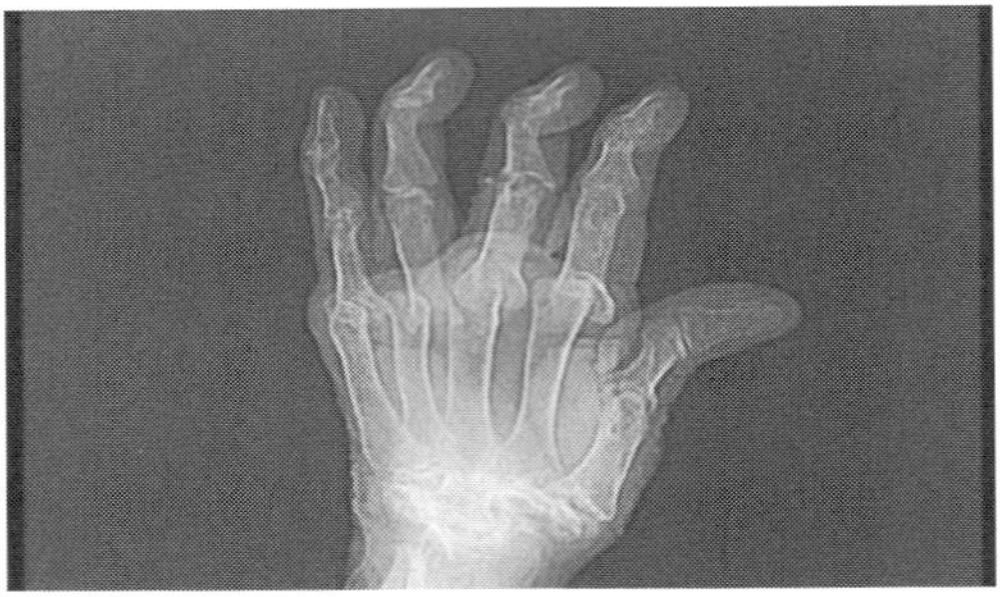

関節リウマチが進行した患者の手のX線画像
（桜映画社提供）

痛々しい光景をお見せしたのは、少なからぬ日本人が関節リウマチに対して抱く軽々しい印象――「神経痛のようなもの」「要は指先や手足の関節炎」「温泉に行って療養すればいい」――をひとまず、ただしておきたかったからだ。

国内だけで七十万人に達するという人を苦しめている関節リウマチは、どれほど恐ろしい病気なのか。手首やひざなどの関節に炎症が起き、腫れて痛むのはまだ初期の症状。この段階でリウマチ治療に精通した医師の元に行ってきちんとした治療を受けないと、とんでもないことが起きる。

関節にはまっていた骨の先端が溶けてなくなり脱臼したり、関節で向かい合っていたはずの二つの骨が溶けて一体化してしまい関節が破壊されるのだ。関節リウマチが進行した患者の手を写したX線画像をご覧いただきたい。これと同じ症状が足で起きると車いすや寝たきりの生活は避けられない。

関節リウマチには歴史に名を刻んだ著名人も苦しめられている。例えば豊満な裸婦を多く描いた印象派の画家、P・A・ルノワール。リウマチの兆候が現れたのは五十歳前後の頃。徐々にリウマチは進行し、七十歳の頃には足の自由を奪われ、両手の指も変形してしまった。

それでもルノワールは車いすに乗り、動かない指に絵筆をくくりつけて絵を描き続けた、という。しかし、もし病気にかからなかったら、彼は、もっと多くの素晴らしい絵画を後世に残せていたはずである。

◆リウマチを起こす免疫の内乱

関節リウマチの正体は外からやってくる病原体を撃退してくれるはずの免疫が内乱を起こし、自らの体に牙をむいてしまう自己免疫疾患だ。関節が傷つき痛み、破壊される根っこの原因は免疫にある。

残念なことに免疫の内乱が起きる理由は全くといっていいほど判明していない。しかし、確実に分かっていることがある。免疫の内乱によって関節の滑膜が炎症を起こし、滑膜の中で炎症性情報伝達分子のインターロイキン6が過剰に分泌されることがそもそもの始まりである、ということだ。

順を追って何が起きるか見ていこう。まず炎症を起こした滑膜の中に大量に現れたインターロイキン6は滑膜の線維芽細胞という細胞に血管内皮増殖因子（ＶＥＧＦ）を分泌させる。ＶＥＧＦは新しい血管作りを促す情報伝達分子だ。このため、滑膜には本来必要でない多くの血管ができていく。

こうしてできた血管こそが滑膜を肥大させる張本人。血管から酸素や栄養分を吸収して滑膜は成長と増殖を重ねる。少し前に見た、おびただしい数のひだを持った滑膜はこんなメカニズムでできた異常な滑膜なのである。ひだがどんどん増えていく様子はがん細胞が増殖していく光景と見間違うほどだ。

さらに悪いことに腫れて炎症を起こした滑膜からはインターロイキン6などの炎症性の情報伝達分子を多量に含んだ潤滑液も放出され始める。こうなると事態は悪化の一途だ。

この後にはもっと怖い事態が待ちかまえている。血流に乗ってやってきたマクロファージなどの大量の免疫細胞が滑膜の内部に浸潤（しんじゅん）していくのだ。

滑膜の中に入り込んだマクロファージは、インターロイキン6の刺激を受けた線維芽細胞の働きかけによって破骨（はこつ）細胞へと姿を変えてしまう。破骨細胞は文字通り、骨を壊し溶かす細胞である。

健康な人の体の中では破骨細胞は、骨を作るのが役割の骨芽（こつが）細胞という細胞とうまくバランスをとっている。破骨細胞が古い骨を壊せば、骨芽細胞がそれと同じ量の新しい骨を作り骨の量は常に一定に保たれている。

ところがバランスが崩れ、破骨細胞の勢力が増大すると骨芽細胞はそれに見合った量の骨を供給できない。こうして関節で向かい合っていた骨の先端は破壊され、ついに脱臼や関節の破壊へといたる。

これが関節リウマチという病気の実態。関節リウマチという自己免疫疾患の恐ろしさが少しでもお分かりいただけただろうか。

◆北里から百年、抗体医薬が登場

だが二十一世紀を生きる私たちは幸運だ。地球上に現れてからこのかた、絶えることなく関節リウマチに苦しめられてきた人類は、最近、ついにこの病気の進行をほぼ完璧に食い止める新しいバイオ医薬を開発した。その医薬は抗体医薬という。

関節リウマチを治療している都市部の大きな病院に行ってみよう。すると、そこでは少し前なら予想できなかった光景を見ることができる。新薬がリウマチ治療に劇的な効用を発揮し、杖をついて病院にやってきた患者が杖を忘れて帰宅する、といった小さな奇跡がいくつも起きているからだ。

リウマチ患者を救い始めたバイオ新薬の名は「アクテムラ」や「レミケード」「エンブレル」という。このうちアクテムラとレミケードの二つが抗体医薬と呼ばれる新しい医薬。およそ百年前に北里柴三郎が発見した抗体を利用した医薬である。

ここでぜひ注目していただきたいのはこれらの新薬に使われた抗体の標的は、病原菌でもなければウイルスでもなく、また病原体が放出する毒素でもないことだ。

その代わりに抗体が捕まえるのは、人間の体の中にもとより存在していた小さな情報伝達分子や、情報伝達分子と「カギ」と「カギ穴」の関係にある受容体。遺伝子工学の長足の進歩は、かつては想像することさえ難しかったこれほど高度な営みを可能にしたのである。

過去に関節リウマチの治療薬がなかったわけではない。だが、それらの医薬の効用は関節リウマチの進行を少々、抑えるといった程度だった。ところが新たに登場した医薬は壊れた骨を元に戻すことはできないにしても、放置しておけば進行が避けられない骨の溶解・関節の破壊を完全に食い止めた。

アクテムラは筆者の一人である岸本が民間の製薬企業とともに二十年余りの歳月をかけて開発した国産初の抗体医薬。二〇〇八年春に関節リウマチの治療薬として日本で市販が始まった。インターロイキン6の受容体と体内で結合する抗体（抗インターロイキン6受容体抗体）を〝創り〟、インターロイキン6のシグナル伝達をブロックすることに成功した。

米国で開発されたレミケードの成分はTNFと結合する抗体（抗TNF抗体）。TNFは関節の滑膜に対しインターロイキン6とほぼ同じ悪さをすることが知られる情報伝達分子だ。TNFと結合する抗体によってTNFのシグナル伝達を防ぐのがこの医薬の原理である。

同じく海外生まれのエンブレルは患部の体液中に溶け込む性質を持った可溶性のＴＮＦ受容体。ＴＮＦが患部の細胞の表面にある受容体にたどりつくまでに、体液中でＴＮＦを捕捉し、ＴＮＦのシグナル伝達を防止する。抗体医薬ではないがレミケードと同様、ＴＮＦ阻害剤と呼ばれる医薬である。

◆「治療革命」起こしたリウマチ新薬

治療に劇的な効用を発揮する強力な新薬を手にした医師はこれほどまでに歓喜と自信に満ちた顔をするものなのか。長年、関節リウマチの治療に携わってきた東京医科歯科大学大学院教授の宮坂信之である。

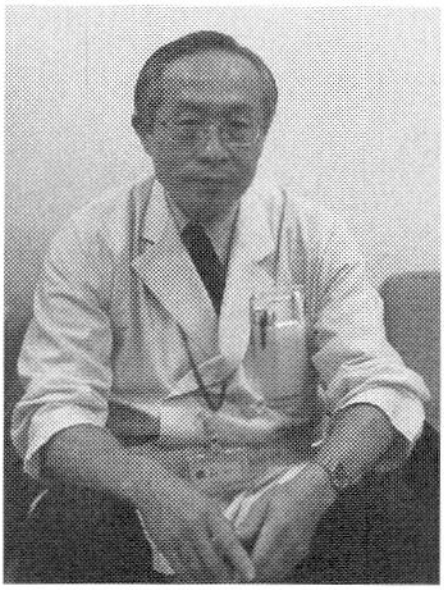

宮坂信之

宮坂は、過去、大学病院にやってきた患者に抗炎症薬や抗リウマチ薬などさまざまな薬を使い治療にあたってきた。しかしある種の無力感を感じていたことは否定できない。次第に骨が壊れ関節が破壊されていく重症患者を救おうにも、対処できる薬が存在しなかったからだ。

「抗炎症薬はまるで歯が立たなかった」「抗リウマチ薬は骨の破壊をスピードダウンさせることはできても止めることはできなかった」「メトトレキサートは関節が壊れる速さを格段に遅

くすることができはした。しかし、それでも完全に止めることはできなかった」。過去をふりかえった宮坂の言葉である。

ところが日本のリウマチ治療の現場は、この数年の間に登場した新薬によってすっかり様子が変わってしまった。宮坂にいわせるとそれは治療革命であり、パラダイム・シフト（基本的な枠組みの変換）である。

新薬についてはこんなエピソードもある。新しい医薬は販売される前に、病気に対する効用があるかを調べる臨床試験を実施する。その際に二重盲検法といって、本物の薬と偽物の薬を二グループの患者に投与する試験も行う。患者も医師もどちらが本物か知らされないのが二重盲検法の特徴だ。

たいていの場合、最初の一、二ヵ月はどちらが本当の薬か、医師も患者もまるで分からない。良薬ではあっても、これほどの短い期間で効果が顕著に現れる医薬はめったにないからだ。

しかし宮坂はさほどの日時がたたないうちに、どちらが本物か分かってしまった。二グループのうち一方の患者の顔色がみるみるうちに良くなり、元気になったからだ。リウマチ治療のプロの宮坂が初めて体験した新薬の威力だった。

◆シグナル伝達と遮断のメカニズム

ではインターロイキン6受容体の抗体は体内でどのように働いているのだろうか。それを語るには少々、遠回りになるが、インターロイキン6という分子が通常はどのようにしてシグナルを受け渡しているかをざっと眺めておくのが賢明だ。

次ページのイラストを眺めていただきたい。これはインターロイキン6が細胞表面の細胞膜にある受容体と結合する寸前の様子だ（①）。

多くの情報伝達分子では情報伝達分子が受容体と結合すればシグナル伝達の手続きは完結。細胞膜を貫通して細胞の内側に突き出した受容体の先端から、細胞中心部にある核へとシグナルは伝えられる。

だがインターロイキン6は少々やっかいな情報伝達分子で、受容体と結合しただけではことは終わらない。インターロイキン6には「gp130」といって「第二の受容体」とも呼ぶべき存在があり、インターロイキン6と受容体が結合した複合体にgp130が結合して複合体を形成（②）さらに複合体が二つ集まって二量体を形成（③）――というう複雑なプロセスをへて、ようやくシグナル伝達の手続きは終了する。二量体とは二つのユニットが合体してできた生体分子のことだ。

インターロイキン6にはさらに面倒な問題もある。細胞膜に根を張った受容体だけでなく、細胞膜から体液中に溶け出した可溶性の受容体が存在することだ。関節リウマチのような炎症が起

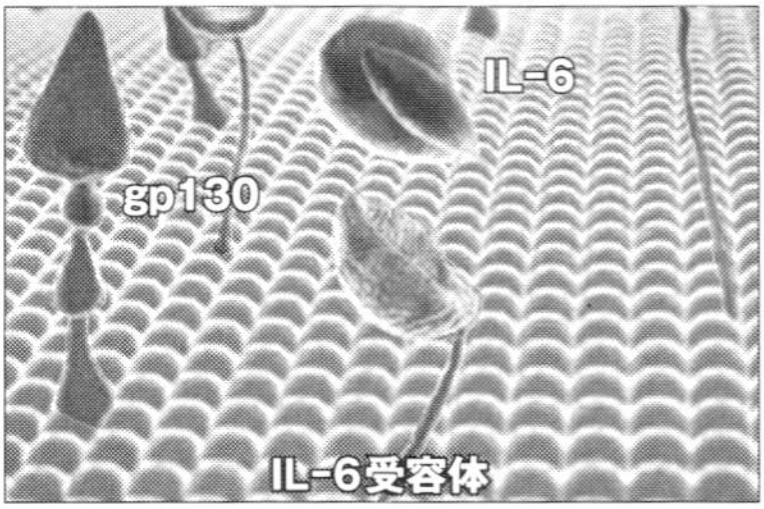

①インターロイキン6（IL-6）と受容体が結合寸前

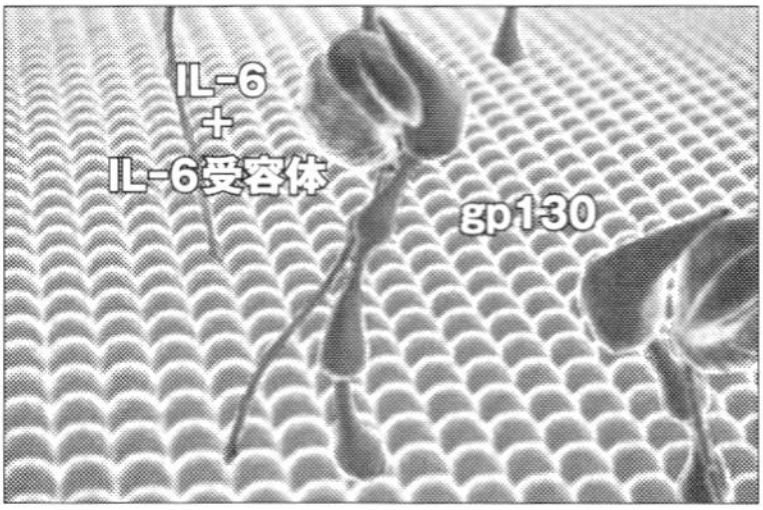

②IL-6と受容体の複合体にgp130が結合

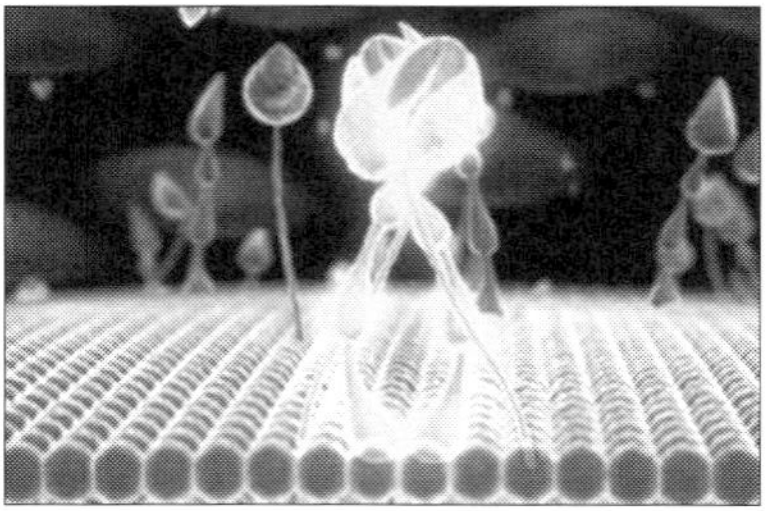
③さらに「IL-6と受容体の複合体にgp130がくっついた」新たな複合体が2つ集まって二量体を形成（桜映画社提供）

きている患部では、なぜか細胞膜から離れて体液中を漂う受容体が著しく増えることが知られている。

このような可溶性の受容体にインターロイキン6が体液中で出会うと両者はひかれるように合体し次の行動を起こす。両者が合体してできた複合体が、細胞膜に近づいて第二の受容体gp130と結合し、シグナルを核に伝えてしまうのだ。

インターロイキン6は善悪さまざまな顔を持つ複雑な分子だが、シグナル伝達の仕方も並みの情報伝達分子にはみられないものなのである。

話を進めよう。では抗体はどのようにシグナル伝達を阻害しているか。イラストを見てほしい。抗体を患者の静脈に注射すると、ほどなくYの字の姿をした抗体が患部に現れて細胞膜にある受容体と結合、本来ならインターロイキン6が結合するはずの受容体を完全にブロックしてしまう。

この結果、インターロイキン6は結合する相手を失いシグナル伝達は防止される。

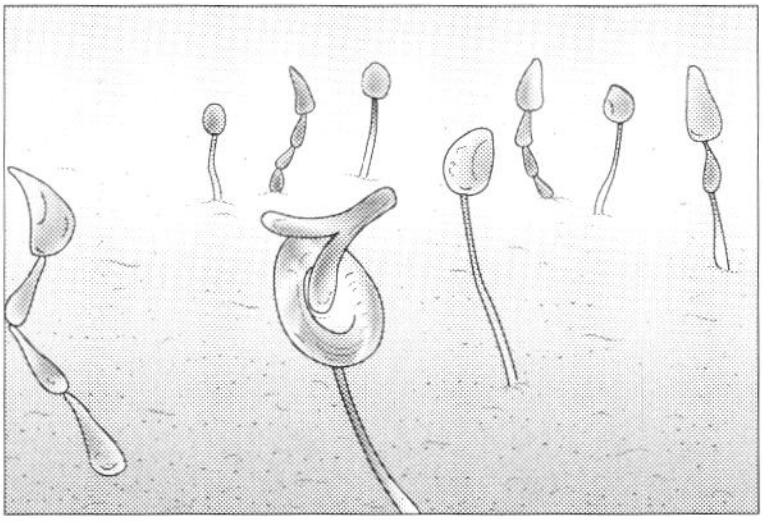

抗体が受容体と結合し、インターロイキン6の結合を阻止する

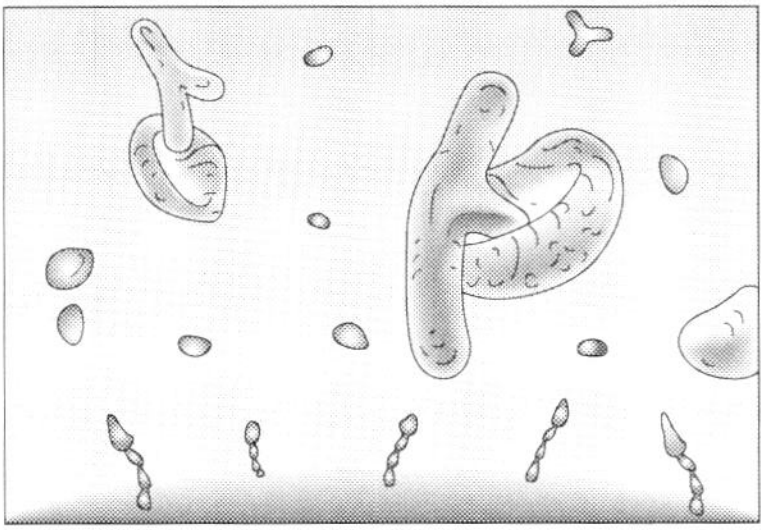

体液中を漂う可溶性の受容体にも抗体は結合する

可溶性の受容体でも同じこと。体液中を漂う受容体にも抗体は結合するので、インターロイキン6はやはり可溶性の受容体にも結合できなくなってしまう。

従来のリウマチ治療薬の限界

これまで医療機関で関節リウマチの治療はどのようにして行われていたのだろうか。イラストを見てほしい。どんな薬剤を使って治療していくかを示したピラミッド図である。

最初に使われたのはピラミッドの底辺にある非ステロイド系の抗炎症薬。比較的、早めに炎症を抑え、痛みを和らげてくれる。ただし、関節の破壊を防ぐ働きはなく、リウマチの進行は止められない。要は「腫れ止め」「痛み止め」である。

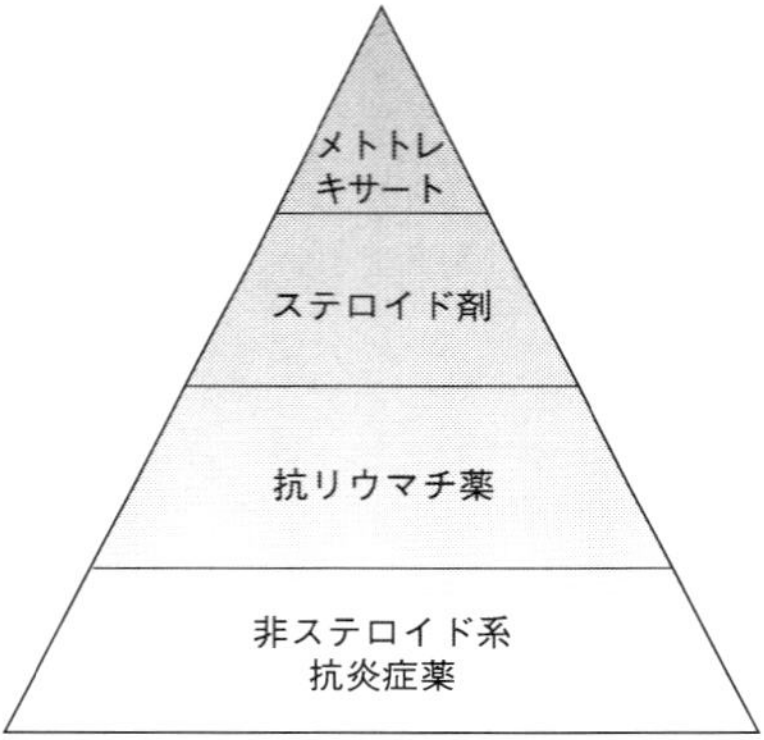

これまで関節リウマチの治療に使われていた主な医薬

次に使われたのが中段にある抗リウマチ薬。免疫抑制剤と呼ばれる薬などがこの範疇（はんちゅう）に入る。関節リウマチの原因は免疫の内乱なのだから、免疫の働きを低下させれば、リウマチ症状は緩和される、という考え方に基づく処方だ。

抗リウマチ薬は関節の痛みと腫れを軽減し、関節破壊の進行を遅らせることができる。ただし関節破壊がストップするわけではない。

抗リウマチ薬は効用が現れるまで一ヵ月前後の期間がかかるため、その間は即効性のステロイド剤（副腎皮質ホルモン）を使うことがかなりある。ステロイド剤は、免疫系のほとんどすべての細胞や分子の働きを抑制する「劇薬」で、炎症を急速に抑えられる半面、副作用は強力で使用には細心の注意が必要とされる。

総じていえば従来、リウマチ治療に使われてきた医薬は①痛みと腫れの緩和にはある程度の効用を発揮する②しかし骨の溶解・関節の破壊はスピードダウンさせても止められない——というものだった。

ただしメトトレキサートは関節破壊の進行を遅らせる点ではかなりの効用を発揮した。「この医薬の登場でリウマチ治療はかなり変わった」とみる臨床医は多く、メトトレキサートは治療に多く使われている。

◈ネズミの体に「異物」のインターロイキン6受容体を注入

それではインターロイキン6の受容体と結合する抗体はどのようにして作ったのか。基本的な考え方は簡単だ。免疫の仕組みを利用して抗体を作ってやればいい。

生き物の体に備わった免疫は外部から侵入した病原体を排除しようと抗体を作り出す。これは病原体を「異物」とみなしたがゆえの営みだ。だから免疫は必ずしも病原体でなくても、相手を異物とさえみなせば抗体を作ってくれる。

インターロイキン6受容体の抗体であるアクテムラの場合は、人間の体から取り出したインターロイキン6の受容体をネズミの体に注入すればいい。人間とネズミの間には種の壁があり、人間のインターロイキン6受容体はネズミにとって異物にあたる。このためネズミの体に備わった免疫は受容体を発見すると、早速、抗体を作り始めてくれる。

こうして手に入れた抗体をじっくり眺めてみよう。するとYの字の最先端部には左右それぞれに六本の「指」のような突起が見える。体内に侵入した人間の受容体をがっちり捕まえるために、ネズミの免疫細胞が試行錯誤を重ね、微妙に形を調整・変化させて完成させた突起である。

この突起は学術用語で「相補性決定領域（CDR）」や「超可変領域」と呼ばれる。抗体が病原体から情報伝達分子の受容体まで、がっちり捕まえられるのは、CDRの形を自在に変化させる能力のおかげである。

抗体の先端部は姿を変える

イラストをみてほしい。抗体は二本の「重鎖」と二本の「軽鎖」からできていて重鎖の上部部分のそばに軽鎖がついた構造をしている。

Yの字の姿の抗体は、上半身に相当する「V」の字と下半身に相当する「I」の字の二つに分割して考えると分かりやすい。病原菌やウイルスなどの病原体を捕捉するのはVの字部分の前半分くらいの「可変領域」。Ｖの字の後ろ半分とＩの字部分は合わせて「定常領域」といい、役割は捕まえた外敵を処分することだ。

ここで特に重要なのは抗体の可変領域には「相補性決定領域（ＣＤＲ）」または「超可変領域」といって病原体と接触、結合する部分が左右に六つずつあることだ。これらは大胆な例えをすると「六本の指」。抗体はこうした特殊な「構造」を使って外敵を捕まえている。

この特殊な構造は、例えば抗体の「右腕」を見ると、重鎖と軽鎖に三つずつついていて、専門家はこれらに数字を割り当てて「ＣＤＲ１」「ＣＤＲ２」「ＣＤＲ３」と呼んでいる。「左腕」も全く同じだ。

抗体が、さまざまな形の異物を取り押さえることができるのは、抗体がＣＤＲの形を弾力的に変化させているからだ。

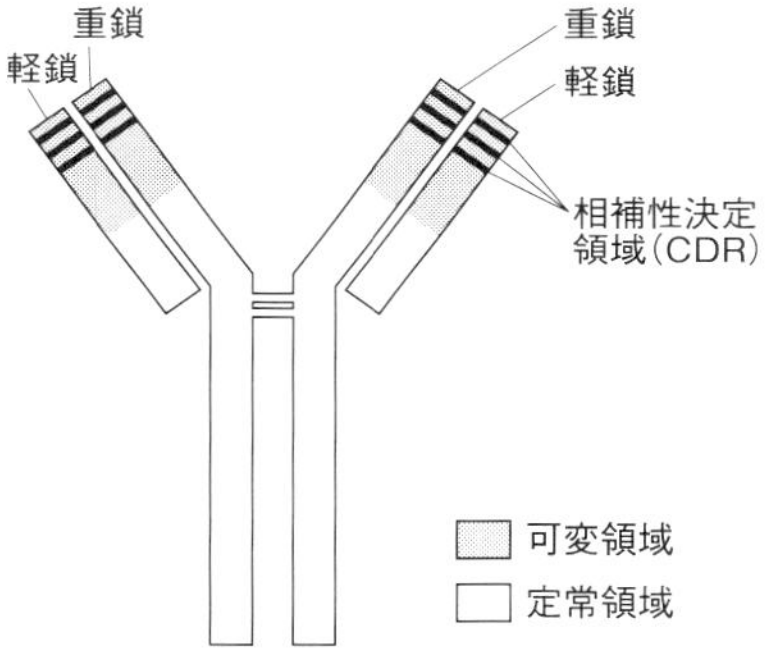

抗体の詳細な構造

抗体の働きが定常領域の構造で決まることを突き止めたのは日本の石坂公成。定常領域の構造はIgＡ、IgＤ、IgＥ、IgＧ、IgＭの五種類の抗体ごとに異なっていて、それによって抗体の働き方が変わっていく。

◆「抗・抗体」出現の難問

しかし抗体の前途には少々やっかいな問題が待ち構えていた。ネズミの体で作られた抗体を不用意に人間の体に入れると、人間の体の免疫がその抗体を「異物」とみなして、あろうことか抗体を捕まえる抗体、つまり「抗・抗体」を作り出してしまったのだ。人間の体に重篤な症状が起きかねない事態である。

人間とネズミは生き物の中で同じ哺乳類に属していて、遺伝子もかなり似通っている。抗体の形も際立った違いがあるわけではない。しかし抗体がネズミのたんぱく質でできている以上、人間にはこれは異物にあたる。人間のインターロイキン6受容体をネズミの体の免疫が受容体を異物とみなして抗体を作ったのと事情は全く同じだ。

抗・抗体は破傷風やジフテリア、さらにハブなどの毒蛇にかまれた時の治療法として普及した血清療法でも時々、深刻な事態を発生させている。

血清療法に使う抗体は馬などの体で作られたものだ。このため血清療法を繰り返していると、馬の抗体を外敵とみてとった人間の免疫が馬の抗体に対する抗体、つまり抗・抗体を作り、過剰なアレルギー反応を起こすのだ。

この際、注意しなければならないのはアレルギーの中でも最も反応が過敏な「アナフィラキシー・ショック」だ。発生は免疫が異物の侵入に気づいてからわずか数分後。ショックが起きると

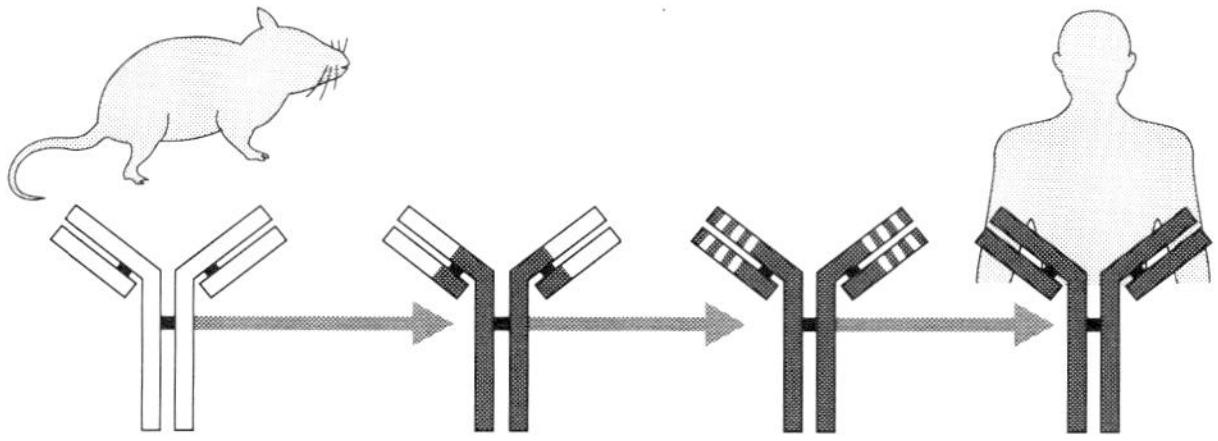

遺伝子工学を駆使して抗体はこのように進化した

血圧が低下し、呼吸が苦しくなり最悪の場合、死亡することさえある、という。

◈遺伝子工学を駆使して抗体をヒト化

だが現代の遺伝子工学はこのような難問をクリアするプランをいくつもひねり出した。イラストをご覧いただきたい。これらはすべて抗・抗体の出現を防ぐべく、ネズミの体で作られた抗体を改良した抗体である。

まずネズミの抗体と人間の抗体を合体させたキメラ抗体。異物を捕まえるＣＤＲを含む抗体先端部の可変領域にはネズミの抗体が使われ、抗体の後方部の定常領域は人間のものが使われている。

ネズミの体で作った抗体が人間の免疫に攻撃されたのは主に、抗体の後方部の定常領域が異物とみなされたせいだ。ならば、この部分を人間のものに置き換えればいい、という発想で作られたのがこのキメラ抗体だ。

キメラ抗体を使った抗体医薬は研究者の期待に応えて人間の免疫の警戒網をすりぬけることに成功、一九九〇年代後半には米国で、関節リウマチ治療薬のレミケードや悪性リンパ腫治療薬のリツキサンなどが米食品医薬品局（FDA）などによって認可され医療現場で使われるようになった。

とはいえキメラ抗体は全体の三三％程度をネズミのたんぱく質が占めており、この部分を人間の免疫が異物とみなして「抗キメラ抗体」が現れる恐れはなお残る。そこで研究者が知恵を絞って開発したのが「ヒト化抗体」だ。

イラストを見れば、ヒト化抗体がどんなものかはすぐ分かる。この抗体は人間の抗体を母体にして、左右に六つずつあるCDRだけをネズミのものに変えた抗体だ。ネズミのたんぱく質が全体に占める比率は一〇％程度にすぎない。

新しい技術は、製薬企業にキメラ抗体より安全度が高いヒト化抗体を利用した新薬の開発を強く促した。乳がん治療のハーセプチンや大腸がん治療のアバスチン、関節リウマチ治療のアクテムラなどがその実例だ。

ただし理屈の上では、CDRだけをネズミ由来のものとしたヒト化抗体にも、わずかながら抗・抗体が現れる懸念は残る。そこで考案されたのがCDRまでも人間由来のたんぱく質に置き換えた「ヒト抗体」だ。

「完全ヒト化抗体」とも呼ばれるヒト抗体は理論上はネズミのたんぱく質は一片も存在していない。ヒト抗体を利用した抗体医薬には、日本ではエーザイが二〇〇八年に販売を始めた関節リウマチ治療薬ヒュミラなどがある。ヒュミラはレミケードと同様、情報伝達分子ＴＮＦの信号をブロックする抗ＴＮＦ抗体だ。

◆ＡＣＲ改善率が裏付ける効用

抗体医薬の効果は米国リウマチ学会（ＡＣＲ）が設けた「ＡＣＲ改善率」でも裏付けられている。関節リウマチがどの程度、改善したかを示すものさしというべきＡＣＲ改善率には三つの段階があり「二〇％改善率」はリウマチ治療薬が「ややきいた」状況で「七〇％改善率」は「ほぼ寛解（かんかい）」の状況という。

寛解とは「病気が治癒したとは言えないが、症状が一時的または永続的に好転・消失」したという意味だ。二つの間の「五〇％改善率」は、その中間で「かなりきいた」といえる状況とされる。

抗インターロイキン６受容体抗体（アクテムラ）の効果はどんなものか。臨床試験にかかわった宮坂によると、効用は顕著で臨床試験に参加した患者のほぼ八割が「二〇％改善率」に到達し、「七〇％改善率」に達した患者も半数近くいた。つまり臨床試験に参加した患者のおおむね二人に一人は「ほぼ寛解」の状況まで回復したことになる。

従来の抗リウマチ薬だと「七〇％改善率」に届くのはうまくいって二、三割。抗体医薬が医師や患者に少なからぬ恵みをもたらしたことが分かる。

専門医たちの話を総合すると、新薬で治療を受けた患者の半数はおおむね一年ほどで寛解にいたり、薬を使う必要がなくなる、という。

◆一九九〇年に共同研究の打診

では新薬の開発はそもそも、いつ頃、どのようにして始まったのだろうか。時計の針を二十年ほど巻き戻してその場面に立ち会ってみよう。

中外製薬の貞広隆造が岸本を大阪大学の細胞工学センターに訪ねたのは彼が同社の探索研究所の所長に就任してまもない一九九〇年一月十六日のことだった。貞広は岸本にこう切りだした。「インターロイキン6受容体の抗体を新しい医薬に育てるため我々と共同研究に入って下さい」と。

探索研究所は次代の新薬のタネを探すことを目的とした研究所。岸本が一九八八年にインターロイキン6の受容体を捕捉して以降、ずっと興味を持ち続けてきた貞広は、この時「抗インターロイキン6受容体抗体」というタネを将来の大型新薬に育てるべく岸本を訪ねてきたのだった。

狙いはその頃、明らかになりつつあったインターロイキン6の悪さを封じることにあった。例えば骨髄腫細胞を成長させる、という悪の営み。あるいは関節の骨を破壊してしまう関節リウマチとの深いかかわり。これらの症状はインターロイキン6の信号を抗体で遮断すれば防止・緩和できる可能性がある、と考えられた。

後で詳しく語ることになるが、岸本はこの時、英ロンドン大学のマーク・フェルドマンとラビンダー・メイーニの二人が、米ベンチャーのセントコアが開発したTNFの抗体を使って鋭意、進めつつあった関節リウマチ治療の行方がとても気になっていた。

フェルドマンは岸本の友人だ。二人は一九八八年に、関節リウマチ患者の滑膜の中に大量のインターロイキン6とTNFとが発生している、と指摘した共同論文を執筆した間柄だった。

フェルドマンらがやるのなら、我々も研究成果を関節リウマチの治療に応用したい。フェルドマンに少なからず対抗意識を抱いたことは否定できない。

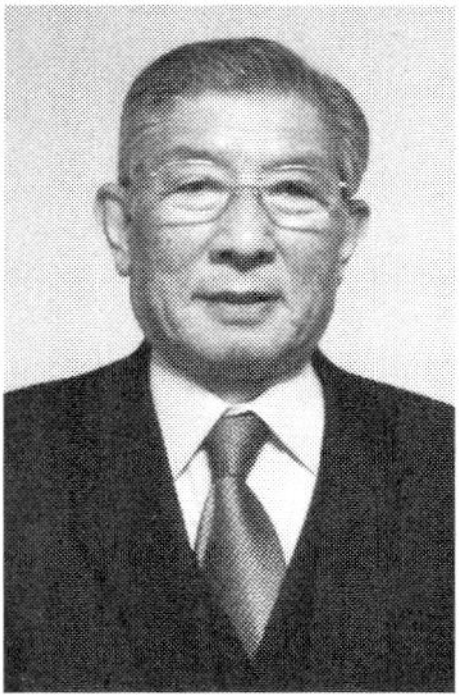

貞広隆造

近未来に会社の屋台骨を支えてくれる大型医薬を開発したい貞広と、自分の研究成果を医薬という形で社会に送り出し貢献したい岸本。二人は、この時、互いに良きパートナーを発見したのだった。

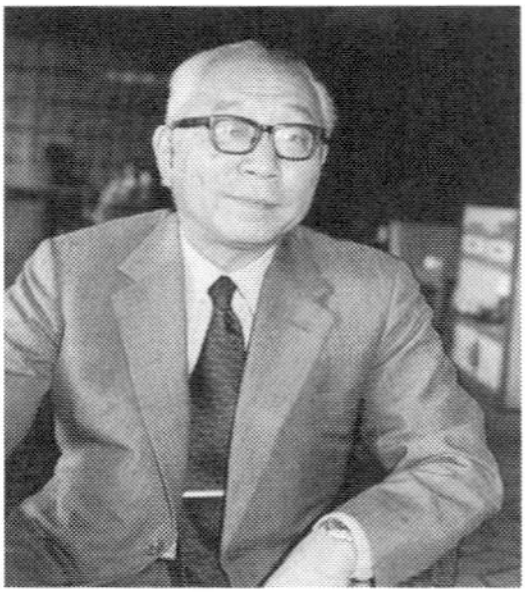

山村雄一

◆山村研に「留学」していた貞広

貞広は大学を卒業して働き始めた後、社命で阪大の研究室に国内留学をしたことがある。その研究室とは後に阪大の学長となる免疫学の大家、山村雄一が率いた医学部第三内科（現・呼吸器・免疫アレルギー内科）。そこは山村を慕って岸本が入局した医局でもあった。

貞広に与えられた課題は脂質の研究だ。ドリンクやビタミン剤などの大衆向け製品が主力だった当時の中外は、若手社員を国内の大学に留学させることで医薬の開発力の底上げをしようとしていた。

貞広がエリスロポエチンという分子の名前をふとした機会に耳にしたのはこうした研究生時代のこと。赤血球を増やすという前代未聞の働きに好奇心を刺激された貞広は、会社に戻ると経営陣にエリスロポエチンを大型バイオ医薬に育て上げたいと説いて回った。

貞広は後に常務を務めるが、この時は一介の若手社員に過ぎない。が、その熱意は組織を動かして中外は米ベンチャーと連携。米国では特許係争に敗れたものの、日本では折衝を重ねた末に「痛み分け」に持ちこんでついに製品化に成功、業容拡大への足がかりを築いたのだった。

医薬品の特許係争がまだなじみが薄かった頃に世界を舞台にやってのけた派手な大勝負。岸本は貞広の奮闘にある種の共感を覚えていた。

だから岸本はこういって貞広の労をねぎらった。「あなたはエリスロポエチンをやっていた人でしょう」と。貞広の提案に対する岸本の返事は「イエス」。貞広は「大変だけどやってみましょう」と岸本が答えたことを今でも鮮明に覚えている。

◆英国で「ビギナーズ・ラック」、ヒト化抗体完成

貞広は岸本を訪ねた四ヵ月後の一九九〇年五月には研究所から土屋政幸らを英国の分子生物学研究所に送りこんだ。彼らの使命は岸本研究室でネズミから作った抗体を利用して、ヒト化抗体を作ることだった。

土屋らの課題は「ネズミ製のCDR」と「人間の抗体」とを遺伝子工学を活用してつなぐこと。理論的にはそれだけにすぎないが作業は難航が予想された。二つを単純につないだだけではCDRが標的を捕まえる力が低下する現象が過去、多く報告されていたからだ。

結合力が低下するのは、ネズミのCDRの立体構造と人間の抗体の立体構造が簡単にはうまくかみあわないためだ。逆にいえば、ここからかみあわせを調整して結合力を高めていくのがヒト化抗体作りの本番の作業となるはずだった。

ところが、どうした幸運か、土屋たちはビギナーズ・ラックを起こしてみせた。最初に作ったヒト化抗体の結合力は非常に強く、実用に堪える水準に達していたのだ。貞広によると彼らがミッション達成に要した時間はわずか一年ほどだった。

こうして〝できたて〟のヒト化抗体が岸本の元へ届けられたのは一九九一年のこと。この頃、岸本は細胞工学センターから〝古巣〟の医学部第三内科へと復帰していた。

細胞工学センターが研究の場なら医学部は大学病院で患者を治療する場。岸本に率いられた研究者や医師たちは、これから抗体を医療に応用する正念場を迎えたのだった。

◆吉崎、キャッスルマン病の患者に遭遇

ここで強力な助っ人を一人、登場させておきたい。それは岸本の元で抗体の医療応用にのめり込んだ吉崎和幸(現・阪大名誉教授)。山村の最後の弟子であり、岸本の弟弟子にあたる研究者だ。

岸本が、ヘルパーTリンパ球がBリンパ球に向け複数の情報伝達分子を放出していると突き止めた時の共同研究者は吉崎だし、心房内粘液腫という病気の患者が炎症を起こすのはインターロイキン6の「悪」の営みのせいであることを見破ったのもまた吉崎である。

吉崎はある時、阪大病院で全身性エリテマトーデス(SLE)と診断された患者を先輩医師か

ら引き継いだ。この病気は全身の臓器に炎症が起き皮膚に紅斑が現れる自己免疫疾患。免疫細胞のBリンパ球が自分の体のDNAを攻撃する自己抗体という特殊な抗体を作ってしまうのが直接の原因とされる。

だが吉崎は「この患者はSLEとは違う」と疑問を感じた。そこで文献を調べると初めて聞く病名に出くわした。「キャッスルマン病」という病気だった。

一九五〇年代に米国のキャッスルマンという医師が発見したこの病気の主要な症状はリンパ節の腫れ。発熱、貧血、炎症、倦怠感などを伴って、急性期たんぱく質の一種であるCRP（C反応性たんぱく質）の数値が高くなり自己抗体も出現する。

患者の数は日本国内で千五百人程度と少ないが、病状は複雑で一筋縄に対処できそうにない病気である。

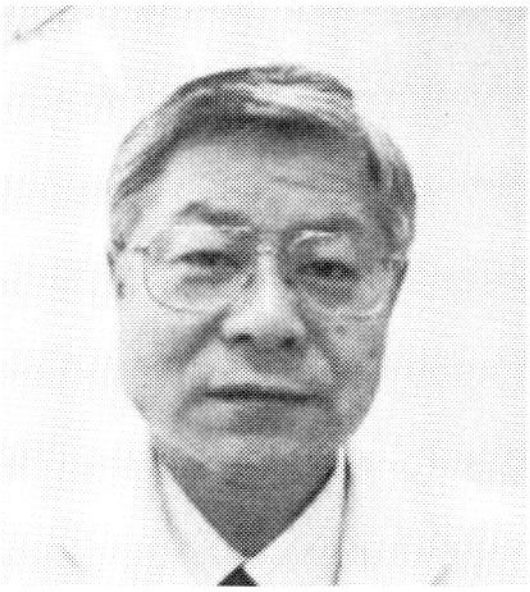

吉崎和幸

吉崎にはピンとくるものがあった。これらの症状はインターロイキン6の「悪」の営みに酷似していたからだ。「ひょっとするとインターロイキン6が犯人ではないか」。彼はそれまで無関心だったキャッスルマン病に自分が急速に引きつけられていくのが分かった。

◆リンパ節からインターロイキン6検出

岸本と吉崎にとって幸運だったのは、ほどなくしてある大学から入院中のキャッスルマン病の患者から切除したリンパ節を研究してみないか、と打診を受けたことだった。

キャッスルマン病にはリンパ節の腫れが一ヵ所だけに集中するタイプと腫れが全身のリンパ節に分散するタイプがある。一、二ヵ所に集中するタイプなら治療は比較的簡単で患部のリンパ節を切除すればいい。そうすれば病状のほぼすべてがおさまってしまう。この患者も幸いなことに腫れは分散しておらず、病院は迷わずリンパ節を切除したのだった。

このリンパ節は吉崎にとって「宝物」。リンパ節の隅々から容疑者とにらんだインターロイキン6を大量に検出することに成功した。患者の容態とつきあわせると、この病気はインターロイキン6によって引き起こされた、と結論づけても間違いはない——。

こう判断した吉崎は研究論文を執筆し始めた。情報伝達物質の異常な大量分泌によって病気が起きた、という報告は過去なされたことはない。そうした重要な論文を自分が今、書いているのだと思うと、吉崎は幸福感で満たされた。

◆先輩医師が「自分の体を使って」

話を戻そう。抗体研究の噂を聞いて連絡をとってきた患者が現れた。その人は多発性骨髄腫を患った阪大医学部の元小児科医。岸本たちの先輩にあたる。

病気が末期段階まで進行して天に召される日が近いとさとった彼は「もう、しまいやから。新しい医薬の開発に役立ったらええと思うから」と、研究途上にある抗体を自分の体に処方してくれないか、と岸本たちに求めたのだった。

骨髄腫は悪性の血液がん。Bリンパ球ががん化して作り出した異常な抗体が血液中に流れ出てさまざまな悪さを働く。体のあちらこちらで同時多発的に痛々しい症状が起きるので多発性骨髄腫と呼ばれることが多い。だが抗体でインターロイキン6と受容体の結合をブロックすれば骨髄腫細胞の増殖を抑制できる可能性がある。

頭を垂れて先輩医師の希望を受けとめた岸本たちは倫理委員会の承認を得て患者への治療に踏み切った。一九九〇年代初期のことである。

ここで治療の前線にたった吉崎は周囲を驚かせる行動に出た。看護師に頼んで自分の体に抗体を注射してもらったのだ。事実上の命令で看護師は拒むことはできなかった。

これは「山村流」。師匠の山村の哲学にならい、まず自分の体を使って副作用が出ないことを確認した上で、患者に新薬を投与したかったのだ。

ただし患者への抗体の注射は、適正な投与量が分かっていないので当初はおそるおそる。要領が次第に分かってくると量を増やした。体に明確な変化が現れたのは一ヵ月ほどが過ぎた頃。炎症の度合いを示すＣＲＰの数値が顕著に下がってきた。「おっ、薬が効いている」。吉崎の表情が初めてゆるんだ。

量が過ぎるのもよくないと投与から次の投与までの期間を心持ち長くすると、今度はＣＲＰが上昇した。改めて抗体を投与するとＣＲＰの数値は減少した。

改善したのはＣＲＰだけではない。がん化したＢリンパ球つまり骨髄腫細胞が作り出し、血液中に流れ出した異常な抗体の量も少しずつ減ってきた。投与した抗体が骨髄腫細胞の増殖を妨げている証拠だった。

患者の全身状態もよくなった。貧血は改善したし、体力、気力も高まった。倦怠感も薄れた。食欲もわいた。吉崎は患者を治療した七ヵ月ほどの間、本人から「体が楽になった」という言葉を何度か聞いたものだった。

しかし平穏な日々もここまで。まもなく先輩医師は天に召された。末期のがん患者の生命には自ずと限界があるものの、いったい、何が起き、何が起こらなかったのか。

抗体治療によって骨髄腫細胞の増殖が抑制されたのは確かだった。しかし、それは完全なものでもなかった。インターロイキン6のシグナルを遮断することによって増殖が止まったがん細胞は一定の割合にとどまった、というのである。

岸本と吉崎は今回の挑戦で抗体治療に希望を見出した。しかし患者を救えなかったという点では大いなる敗北感も味わった。当時の体験は今でも彼らの脳裏に刻み込まれている。

◆キャッスルマン病の治療に成功

次の治療は、一九九〇年代中頃、大阪警察病院から阪大病院に転院してきたキャッスルマン病の患者に対するものだった。

この患者からは腹部から激しく炎症を起こしたリンパ節が大量に見つかった。これほど数が多いと手術でリンパ節を取り除くのは難しい。高熱に貧血も重なり容態は日々、悪くなっていった。

患者は水腎症（すいじんしょう）も併発していた。アミロイドと呼ばれる不溶性の線維状たんぱく質が沈着して尿管が詰まり尿が腎臓にたまるようになっていたのだ。キャッスルマン病は、場合によってはこんな意外な症状を併発してしまう。

原因はキャッスルマン病によって生じた急性期たんぱく質だった。患者は腹部に排尿用の管をさしたまま闘病を強いられていた。

そこで医師団が選択したのは抗体を使った治療だった。尿管の詰まりがアミロイドというのなら治療の進行とともに尿管の詰まりもなくなるはずだ。

現場の吉崎は抗体を患者に注射すると毎日、患者を見守った。そしてまもなく容態は回復し始めた。腫れていたリンパ節は急速に縮小し、熱もひき始めた。CRPも血沈も正常な値に戻った。時の経過とともに容態は回復の一途をたどった。

岸本と吉崎は患者が健康を取り戻すとともに、キャッスルマン病を制圧する手法をほぼ確立できたことを喜んだ。貞広は汗を流して開発したインターロイキン6受容体の抗体が実際に、病気の治療に効果を発揮したことに微笑んだ。

だが尿管の詰まりに限っては、なかなか改善の兆しは現れなかった。結局、詰まっていた尿管が開いてくれたのは治療開始から約一年後のことだった。

これから十年以上が過ぎた二〇〇五年、治療に使った抗体はキャッスルマン病の治療薬として発売されるにいたった。国産初の抗体医薬アクテムラは関節リウマチの治療薬と説明されることが多いが、実は最初はキャッスルマン病の治療薬として開発された医薬だったのである。

◆関節リウマチより他の病気治療を先行

では岸本は本命の関節リウマチ治療にいつ挑戦したのか。正直に告白すればリウマチ治療にはなかなか手を出せなかった。当時、日本国内では抗体を使う治療は大学の倫理委員会から承認を得られる可能性が皆無に近かったからだ。

関節リウマチはがんと違って慢性の病気で、患者に死が迫っているわけではない。しかもリウマチ治療のためには抗リウマチ薬をはじめとしたさまざまな医薬が市販されていて、抗体に頼らなくても一応は患者を治療することは可能だった。

一方、過去に治療の蓄積がない抗体は何が起きるか分からない。最悪の場合、患者に重度の副作用が起きる可能性もある。関節リウマチの抗体治療が認められる状況にはいまだない。関節リウマチに先立ち他の病気の治療を先行させたのはこのためだった。

◈米国での好成績受けリウマチ治療開始

風向きが変わったのは、阪大グループがキャッスルマン病の治療に取り組んでいた頃だっただろうか。米国で行われた抗TNF抗体による関節リウマチ治療の実績が伝わってくると、国内でもインターロイキン6受容体の抗体を治療に使ってもいいのではないか、という空気が次第に醸成されてきた。

海外でのリウマチ治療は従来の抗リウマチ薬をはるかに上回る成績を挙げ、しかも重度の副作用は報告されていなかった。もはや慢性の病気だからといって、リウマチの抗体治療にストップをかける理由は希薄になったと思われた。

岸本たちは慎重に治療計画を作成し、ほどなく関節リウマチの患者に対して治療が始まった。吉崎とともに治療の最前線で頑張ったのは西本憲弘（現・和歌山県立医科大学教授）。後に抗インターロイキン6受容体抗体を関節リウマチの治療薬にすべく臨床試験に入った時に、現場で中心的な役割を果たした研究者である。

◆期待と不安が交錯

こうして、ようやく始まった関節リウマチ患者への治療は期待と不安、緊張が激しく交錯するものとなった。

波乱に富んだその一幕を、吉崎の回顧談から再現してみよう。それは彼が患者に一回目の点滴注射を終えた後のことだった。

「注射をしたあと早速、『どや、何かないか』と患者さんに具合を聞きにいきました。そうしたら『先生、何も変化ないんですけどねぇ。ひょっとして水を打たれたんやないですか』といわれて困ってしまいました」

「でも動揺を見せてはいけません。こちらも鷹揚に構えて『いや、そんなことはないんやけどな』『何か変わってくるはずやから、しばらくこの薬を打たせてくれるか』と答えました」

「注射をするペースは週二回です。私は毎日、患者さんのベッドサイドに出かけては『どや』と声をかけていました。でも、患者さんの口から出る言葉は以前と変わらないのです。これは困ったことになった、と思いました」

「でも時間がたつとともに状況が変わってきました。患者さんが『先生、何かちょっと、ちゃいますねぇ』『先生、痛みが減ってきましたよ』といわれたのです。薬が段々、きいてきたんですね。そりゃあ、うれしかったし、ホッとしました」

吉崎たち現場の医師が、心配したのにはそれなりのわけがあった。東京医科歯科大学の宮坂が語っていたようにアクテムラより少し早く医療現場に登場したレミケードなどのＴＮＦ阻害剤は二重盲検法が役にたたないほど、顕著な効果がごく短期間に現れたし、彼らもその事実は知っていた。

だから吉崎は治療する前から悪くてもＴＮＦ阻害剤と同じ効果は出てほしいと願っていた。ところが実際に治療を始めると、目に見える効果がすぐには現れず吉崎は困惑してしまったのである。

だが心配はほどなく消えた。数週間が過ぎると抗体は顕著な効用を発揮し始めたからだ。関節の腫れと痛みは急速におさまり、全身に出ていた倦怠感もおさまった。顔色も一気によくなった。ＣＲＰの数値も改善し、ついには歩行が困難だった患者は難無く歩けるまでに回復した。

「我々の抗体は、フェルドマンたちの抗体と同じかそれ以上の効用を発揮している。もう躊躇する必要はない。我々は医薬化を目指して臨床試験を開始すべきだ」。岸本はこう確信した。

◈根っこの領域で免疫異常を修復

では、もたつきと思えた当初の状況はいったい何だったのか。後に判明したのは、抗インターロイキン6受容体抗体は関節リウマチを引き起こす免疫異常の根っこの領域にまで踏み込んで免疫異常を修復していた、という事実だった。

現時点で判明しているのは次のようなことだ。関節リウマチにはヘルパー17Tリンパ球というヘルパーTリンパ球の一種がかかわっていることが分かっている。関節リウマチの発症に重要な役割を果たすインターロイキン17という情報伝達分子を放出することからこう呼ばれるようになったリンパ球である。

そしてヘルパー17Tリンパ球の誕生に深くかかわっていたのがインターロイキン6。だからこそ抗体でインターロイキン6の動きを封じれば関節リウマチの進行は根源的な部分からストップすることができる。これはTNF阻害剤にはみられない抗インターロイキン6受容体抗体の特徴でもあり、この数年の間に突き止められた新事実でもある。

しかし奥深いところにまで足を踏み入れる以上、効果が出るには多少の時間が必要だ。このため即効性の高いTNF阻害剤と比べて、抗インターロイキン6受容体抗体は注射をした直後のスタートダッシュにあたる場面で、陸上の長距離選手のような走り方をしてしまった。これが阪大グループをハラハラさせた原因といえるだろう。

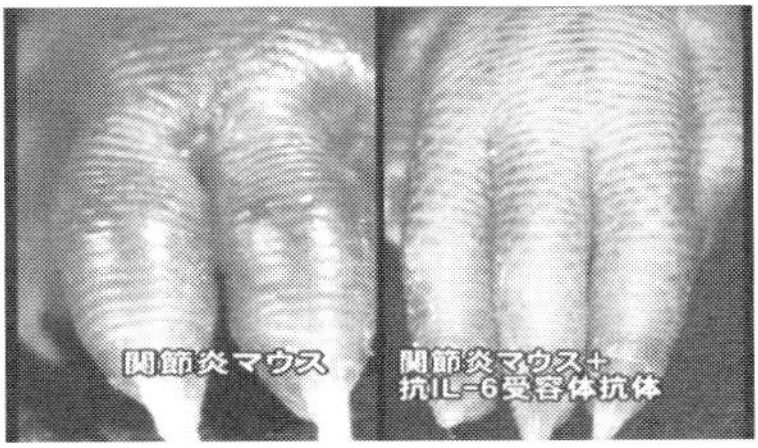

関節炎マウスの指先（左）と抗体治療をほどこしたネズミの指先

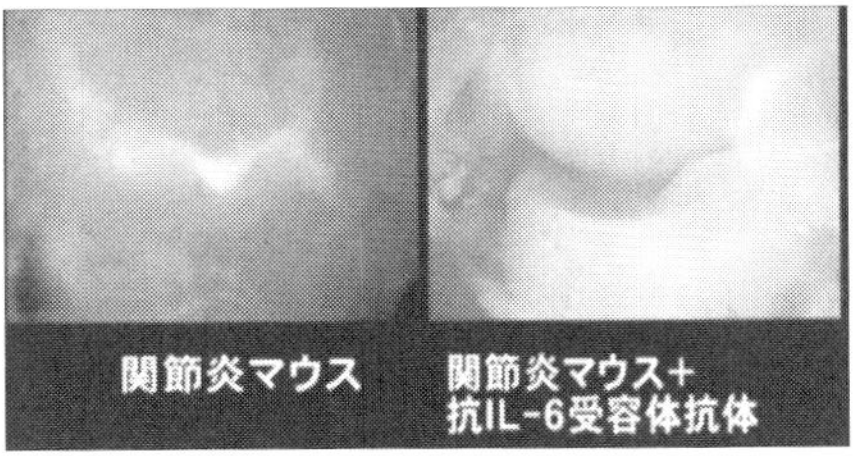

関節の中で向かい合った二つの骨
（桜映画社提供）

◆動物実験で効果実証

抗体の効果を目に見える形で示した証拠も見ていただこう。中外製薬の研究チームが人間の関節リウマチに非常によく似た症状を示すコラーゲン誘導関節炎マウスというネズミを使った実験の結果である。

上段の写真の左は通常の関節炎マウスの指先。右は抗インターロイキン6受容体抗体を使って治療をほどこしたネズミの指先。抗体治療によって右のネズミは関節の炎症がおさまり腫れがほとんどなくなっていることが分かる。写真の中に「ＩＬ－６」とあるのはインターロイキン６のことだ。

下段の写真は関節の中で向かい合った二つの骨の様子。抗体で治療したネズミの骨の先端部は破壊がほとんど起こらず、ほぼ正常な状態が保たれている。

◆製品化への課題

一方、貞広は、岸本を訪ねて抗体の医薬化を提案して以降、ここにいたるまで、なお胸中に抱え続けている懸案があった。それは、この抗体が医薬として採算が取れるか、という企業人ならではの心配だった。

抗体が関節リウマチの治療などに効果があるからといって、うかつに事業化には踏み切れない。新薬の生産には多額の設備投資が伴うからだ。新薬を発売したはいいが売り上げが少額にとどまり設備投資の費用を回収できず赤字になる、という事態は避けねばならない。これが民間企業というものだ。

その点で、抗インターロイキン６受容体抗体には中外が扱っていた血液系のバイオ医薬、エリスロポエチンと比べて短所と呼ぶべき性質が一つあった。抗体が受容体と結合する力が小さかったことだ。

結合力が弱ければ、一定の効用を出すために体に投与する医薬の量は多くなる。エリスロポエチンの投与量は一回あたりマイクロ（百万分の一）グラムのオーダーだ。これに対し、抗インターロイキン6受容体抗体の一回あたりの投与量はミリ（千分の一）グラムのオーダーで、エリスロポエチンの約千倍にも達する。

抗体を商業ベースで生産するには前例のないほど大きな製造用タンクを工場に新たに作る必要がある。巨額にのぼる設備投資の重荷に耐えられるのか――。

社内でも抗体への懐疑論が渦巻いていた。世界で抗体医薬の商品化に成功した例はまだ数えるほどしかない。抗体はコスト面でも疑問が残る。国内の同業他社が抗体医薬に全く興味を示していないのもいいしれぬ不安要素だった。

その気配は岸本にも伝わりいらだたせた。岸本はこの頃、内心で「何をモタモタしている」と不満をつのらせたものだった。

◆海外から追い風、事業化決断

だが事態は次第に好転していった。海外で実施された抗TNF抗体による関節リウマチ治療の臨床試験で患者が劇的に回復する事例が続出したからだ。可溶性のTNF受容体も抗体と同等の成果を発揮していた。

二つの新薬の成果が続出するにつれ、社内の懐疑論は急速に薄まっていった。そして抗TNF抗体はレミケードとして、可溶性のTNF受容体はエンブレルとして一九九〇年代末期にそれぞれ米国で市販が始まった。

他方、国内では阪大グループが関節リウマチ患者にインターロイキン6受容体の抗体を投与して優れた治療実績をあげていた。

ここにいたって中外製薬の社長、永山治はついに「抗体をやろう」と決断した。トップの判断で懐疑論は鎮まり、中外は阪大の西本などの協力を得て臨床試験を開始するとともに生産用の大型設備の建設へと舵を取ったのだ。

こうした動きに熱い視線を送っていたのはスイスの製薬大手ロシュ。主力の医薬品が特許切れになりつつあったロシュにとって、関節リウマチ治療用の抗体を開発し、大型タンクまで作った中外は魅力的で成長力のある企業に映ったのだろうか。ロシュは中外の買収に乗り出し傘下におさめるにいたった。

ロシュは米国で抗体医薬のトップクラス企業のジェネンティックも傘下におさめている。中外買収は抗体医薬で飛躍をねらう積極的な企業戦略の一環である。

今、中外の宇都宮工場には抗体生産用の培養タンクが多数、並ぶ。国内ではかつて例のない大型の抗体生産基地である。

◈幼馴染みとの再会を機に連携

中外には貞広の他に岸本と接点を持った研究者が一人いる。ＳＬＥなどの自己免疫疾患の研究に携わり、米国で武者修行を果たして帰国した大杉義征だ。

ＳＬＥは免疫細胞のＢリンパ球が異常な抗体を作り出すことから始まる。ならば、治療の手がかりは、ヘルパーＴリンパ球がＢリンパ球に向かって放出しているインターロイキン６にあると推理した大杉は岸本研究室のドアをたたいた。

二人の遭遇は意外な展開をもたらした。岸本と大杉は子供の頃、仲よく遊んでいた間柄であることを、話をしているうちに思い出したのだ。岸本は子供の頃、母の実家にしばしば行った。そして、その隣が大杉家だったのだ。

「初対面」の壁はこうして消失。幼馴染みとの再会を縁として岸本研究室は彼らと連携していった。しかし中外を除くと岸本研究室の門をたたいた製薬企業はなかった。

インターロイキン６から受容体の発見へと続く岸本の研究成果は、英ネイチャーなどの一流論文誌に掲載され、生命科学分野の研究者には必読の論文となった。しかし多くの製薬企業には研究成果を学ぶ気配は感じられなかった。

現代になってようやく分かった彼らの「音無し」の理由は、かつて中外が躊躇した理由と同根のものだった。抗体医薬は生産コストが膨れ上がって商業ベースに乗らないのではないか、と彼らは強い懸念を持っていたのだ。

インターロイキン6の発見から約二十年がたった今、武田薬品工業やアステラス製薬などの大手企業は出遅れが否めない。武田のトップからは「うちが先頭にたって（抗体医薬を）開発すべきだった」との弁も聞こえてくる。医薬品開発の成否は遠い過去の判断に左右される、ということを示す一例である。

◆新薬は関節破壊プロセス封じこめに成功

人類はかつて「死の病」といわれたさまざまな病気を、新しい医薬や治療法を開発することによって克服してきた。

古代から中世にかけ人類を脅かし続けた天然痘は、ジェンナーが考案した種痘によって姿を消し、近世の欧州で猛威を振るったジフテリアも北里柴三郎とベーリングが築いた抗毒素療法や、その後に登場した抗生物質などによって制圧された。

では関節リウマチはどうだろう。関節リウマチという病気は最近、現れた新薬によって克服できたのだろうか。

新薬を注射すれば関節の痛みや腫れは急速にやわらぐし、最大の問題だった骨と関節の破壊もほぼ完全にストップする。バイオ新薬は、このように十年前にはとても想像できなかったほどの劇的な効果をみせたのだから、問いに対して「イエス」といえなくもない。

関節リウマチの病状は①関節の滑膜が免疫の内乱によって炎症を起こす②インターロイキン6やＴＮＦといった炎症性の情報伝達分子の作用によって骨と関節が壊れていく――の二つのプロセスに分かれる。このうち後段のプロセスを封じることに新薬は成功したのである。

だから新しい薬を上手に使いこなす専門医がいる医療機関に早めに行けば、寝たきりや車いすの生活を強いられる心配はない。東京医科歯科大学の宮坂が使った治療革命やパラダイム・シフトという表現は決して過大ではないといえるだろう。

◈結核の副作用も

ただし医薬には「光」の部分があれば「陰」も存在する。免疫系の信号を遮断する抗体医薬では、免疫の働きは全般に低下し肺炎などの感染症にかかりやすくなる。

特に、現場の医師を少々、あわてさせたのはＴＮＦを抗体や可溶性の受容体で捕まえるＴＮＦ阻害剤で治療を受けた患者が少なからず結核にかかったことだった。

では、なぜ新薬で治療を受けた患者は結核にかかったのか。それは、ＴＮＦが結核の発病防止に大切な働きをしていたからだ。インターロイキン6と同様、善悪二つの顔を持つＴＮＦが結核と対峙する時の顔は善人の顔。結核菌が侵入すると、マクロファージはＴＮＦを武器にして結核菌に襲いかかる。このＴＮＦをバイオ新薬は封じてしまったのだから、結核の発生率が高まるのは避けられない。

一方、インターロイキン６受容体の抗体であるアクテムラについては結核が副作用として現れた、という報告は聞いたことがない。結核菌の退治に役立つＴＮＦの働きを妨害していないためだ。

ただし副作用がないわけではない。感染症にかかった時に起きるはずの発熱、急性期たんぱく質の増加といったいわゆる急性期反応が起きにくくなることだ。

熱が上がらないのはうれしいと思われては困る。医師は、患者が発熱するから感染症にかかっていると判断できる。もし感染症にかかっても急性期反応が起きないなら、病気の発見が遅れ、患者の生命は危険にさらされる。

アクテムラの他の利点は、レミケードが治療効果を上げるために抗リウマチ薬のメトトレキサートと併用されるのに対し、単独でも効用がある、とされていることだ。

もっとも投与方法は患者にとって少々面倒な静脈への点滴注射だ。患者はほぼ一ヵ月に一度のペースで医療機関へ通い、医師に注射してもらう必要がある。レミケードも八週間おきに医療機関で点滴をしてもらわねばならない。

他方、エンブレルは週二回の皮下注射。初期は医師に注射をしてもらうが、その後、医師の指導を受けながら、患者が自分で注射する自己注射へ移行できる。この点は、他の二つの薬と比べかなりの魅力といえるだろう。

第四章　がんと抗体医薬の物語

◆攻撃相手はがん細胞だけ

抗体医薬は必ずしも関節リウマチだけをターゲットにはしていない。むしろ抗体医薬の開発に注力する製薬企業の視線は、日本人の死因トップになったがんにあてられている、といっても過言ではない。

がんを治療する抗体医薬も既に医療の現場で使われている。例えば乳がんを治療するハーセプチン、大腸がんの治療に使うアバスチンなどである。

がん治療用の抗体医薬は副作用が希薄なのが特徴だ。従来の抗がん剤は患部のがん細胞を殺しはするが、どれをとっても皮膚細胞や毛髪細胞、さらに免疫細胞も一緒に殺してしまう容認し難い副作用を伴った。

抗がん剤の基本原理は分裂と増殖が急速に進んでいる細胞の狙い撃ちだ。がん細胞は無軌道に増殖を重ねる細胞だから、この狙いは悪くはない。

だが困ったことに、リンパ球のようにがん細胞を異物とみなして攻撃する免疫細胞も増殖を頻繁に繰り返す。このため抗がん剤はがん細胞を殺す一方で、がん細胞の撃退に大切な免疫の力をそぎおとす、両刃の剣のような振る舞いをしていたのだった。

だが抗体医薬は殺す相手をがん細胞だけに絞り込むことができる。抗がん剤と一緒に使っても悩ましい副作用が増える心配はさほどなく、一定の延命効果も期待できる。抗体医薬をうまく使いこなせば、患者のクオリティ・オブ・ライフ（生活の質）を保ったまま、がんの治療効果を向上させることができるのだ。

◈ハーセプチンはHER2が標的

もしがん細胞を肉眼で眺めることができるなら、あなたは細胞の表面に無数の突起を見つけるに違いない。乳がんにかかった患者の細胞表面にあるヒト上皮増殖因子受容体2型（HER2）と呼ばれる分子もその一つ。一九九八年に米国で認可されたハーセプチンはHER2受容体を標的として作られた抗体医薬である。

HER2は「ハーツー」と呼ぶ。HER2受容体が注目された理由は乳がんにかかった人の二〇～三〇%でこの分子が細胞表面に過剰に現れていたことだった。

「がんの発症と深いかかわりがあるに違いない」とにらんだ米国のバイオ企業、ジェネンテックの研究者は研究を開始。その結果、細胞表面に突き出したＨＥＲ２受容体が隣の受容体と結びついて二量体を作ると、それが引き金になって細胞が分裂・増殖し始めることを突き止めた。

ＨＥＲ２受容体はもともと細胞の増殖・分化を調整していた分子だ。しかし何らかの理由で受容体を作り出す遺伝子に乱れが生じて、本来なら一定の数しか現れない受容体が細胞表面に大量に出現、受容体が合体して細胞を無軌道に増殖させていた。こうして細胞は大きな群れとなり、がん組織を形成していた。

ならばＨＥＲ２受容体の合体を妨げればがんの進行を抑制できる。こう考えた研究者は受容体を標的とした抗体の開発に着手。受容体と結合するＣＤＲだけはネズミのもの、それ以外はヒトのものとしたヒト化抗体を作り上げた。これが今、私たちがハーセプチンと呼ぶ抗体医薬だ。

こうして作られた抗体は体内に注入され患部にたどりつくと、がん細胞表面に無数にある受容体に次から次へと結合。抗体に合体された受容体は抗体に邪魔をされて近辺の受容体と合体できなくなり、がんの増殖が妨げられるという仕組みだ。

これだけではない。ハーセプチンにはがんと対抗する力がもう一つ備わっている。それは専門用語で「抗体依存性細胞傷害（ＡＤＣＣ）活性」という働き。抗体ががん細胞表面の受容体と合体すると、それを目印のようにしてマクロファージや「生まれながらの殺し屋」ともいわれるナチュラルキラー細胞が集まり、これらの免疫細胞ががん細胞を攻撃してくれる、という。

◆乳がん治療に効果

ジェネンテックは医療機関の協力を得てハーセプチンの臨床試験に乗り出した。その結果、判明したのは、この新薬が、がん細胞の増殖の速度が大きい転移性の乳がんの治療に効果をもたらすことだった。

日本ではハーセプチンは二〇〇一年から乳がん再発時の治療薬として市販され、一週間に一回、静脈に点滴注射する方式で乳がんを再発した患者の治療に少なからぬ効果を発揮している。ただしハーセプチンは乳がんのすべてに効果を発揮するわけではない。効用があるのはHER2受容体が過剰発現しているタイプの乳がんで、比率は多めに見積もっても乳がん全体の三割。関節リウマチでは抗体医薬はほぼすべての患者に大きな効果を発揮するが、がんに対する効用は限定的なものにとどまっている。

◆リツキサンは「CD20」が標的

悪性リンパ腫という血液のがんを治療するリツキサンは、免疫細胞のBリンパ球の表面にある「CD20」を標的とする抗体医薬。しかし、いきなりCD20という専門用語が登場しては読者もとまどわれるに違いない。順をおって説明しよう。

しばらく前に細胞の表面にはたんぱく質でできた無数の突起状の分子がついている、という話をした。それはリンパ球も例外ではない。例えば免疫の司令塔といわれるヘルパーTリンパ球の表面には「CD4」、ウイルスに感染した細胞を消滅させるキラーTリンパ球の表面には「CD8」と呼ばれる分子がついている。

ここで出てきた「CD」は生命科学の世界で細胞表面分子を分類するために設けられた名称。CDの「C」は「群れ、集団」を表す「cluster（クラスター）」の頭文字。「D」は「分化、差異」の意味を持つ「differentiation」の頭文字だ。

一方、実験動物の体に人間の細胞の断片を注入すると、動物の体の免疫はこれを異物とみなし、細胞表面にあるさまざまな分子と結びつく抗体を作り出す。

この現象がきっかけとなって見つかったのが細胞表面分子。研究者は抗体を使って続々と細胞表面分子を発見し、その種類は三百五十以上に達している。数字が小さなCD4やCD8は初期に見つかった分子だ。

抗体を作るBリンパ球の表面からも多くの分子が見つかった。例えば「CD19」「CD20」から「CD23」にいたる五つの分子だ。そして、これらの分子に強い好奇心を向けた人々が現れた。米国の三大がんセンターの一つとされるハーバード大学医学部ダナ・ファーバーがん研究所の研究者や医師の面々だ。

悪性リンパ腫はリンパ球ががん化して、わきの下や足のつけ根などにあるリンパ節がはれたりしこりができたりする病気。Tリンパ球ががん化する例もあるが、ほとんどの場合、Bリンパ球ががん化して病気が起こる。

Bリンパ球ががんになるというのなら、その表面にある分子のいずれかが発病のプロセスとからんでいる可能性が浮上する。ただし、それらはBリンパ球の単なる表面マーカー（標識）にすぎず病気とは全く関係のない可能性も依然として残る。

そこで研究者たちは真相を突き止めようと意欲的な実験を試みた。五つの細胞表面分子に抗体を結合させ、がん化したBリンパ球を死滅させる試みである。

実験では明快な答えが出た。CD20と結びつく抗体を与えると、がん化したBリンパ球が死滅したのだ。

この成果をテコに開発されたのがリツキサン。正体は人間のCD20を捕捉する能力が際立って高いネズミの抗体の可変領域と、人間の抗体の定常領域を合体させたキメラ抗体だ。リツキサンは米国で一九九七年に市販が始まり、抗体医薬のマーケットを拡大するきっかけを作った。

リツキサンががん細胞を死滅させるメカニズムはハーセプチンも備えていたADCC活性。抗体ががん化したBリンパ球のCD20と合体すると、マクロファージなど免疫細胞が集まりがん化した細胞を攻撃する。

日本ではリツキサンは二〇〇一年に市販開始。抗がん剤とともに併用すると、抗がん剤だけの治療と比べ生存率を高める効果がある、とされている。

◆がん細胞を兵糧攻めするアバスチン

大腸がんの治療薬として日本でも二〇〇七年に市販が始まった抗体医薬アバスチンががん細胞を攻撃するメカニズムは非常に分かりやすい。がん細胞の増殖に欠かせない血管を作らせないようにして、がん細胞を兵糧攻めにするのである。

アバスチンを語る際のキーワードは関節リウマチを語った時にも登場した血管内皮増殖因子（VEGF）という情報伝達分子だ。VEGFは細胞に酸素や栄養分を送る毛細血管を新たに作らせる働きがあり、とりわけ、この作用はがん細胞で著しい。

ならば、がん細胞の増殖にストップをかけるにはVEGFと受容体の合体を阻止すればいい。このアイデアに沿って米ジェネンテックが開発したのがVEGFを標的とした抗体。抗体に捕まえられたVEGFは受容体と結合できず、がん細胞は増殖できなくなってしまう。

ただしアバスチンの効用はここまで。アバスチンはがん細胞の新たな増殖は確かに抑制することはできる。しかし、いったん体にできたがん組織は原理上、消滅できない。つまりアバスチンは既存のがん組織を縮小する従来の抗がん剤と一緒に使って効果を発揮する医薬ともいえる。

アバスチンの主要な用途は手術が不可能な進行・再発性の大腸（結腸・直腸）がんだが新しい血管の形成を妨げるメカニズムは他のがんに応用できる可能性があり、米国では肺がんの治療薬としても認められている。日本でもいずれ用途が拡大する可能性がある。

◆急速に拡大する抗体医薬市場

抗体医薬の市場は急速に拡大している。二〇〇七年時点での世界の市場規模は推定で約二兆円。医薬品全体の中では数%を占めるにすぎないが、今後、年率二〇%前後のペースで拡大を続け、二〇一二年には四兆五千億円に達する、との予測もある。医薬品全体の伸びが五%程度にとどまる中で突出した成長だ。

このように抗体医薬の市場が急拡大しているのは効用が従来の医薬を上回っているからだ。関節リウマチ治療用の医薬は、かつてない大きな効果を示したし、がん治療用の医薬もかなりの延命効果を発揮している。

次ページの表は世界で市販されている二十強の抗体医薬のうち代表的な製品をまとめたもので、そのほとんどにロシュ（スイス）、ジェネンテック（米国）、中外製薬（日本）がかかわっている。しかもロシュはジェネンテックと中外を傘下におさめ、両社が開発した抗体医薬を販売す

製品名	アクテムラ	レミケード	ハーセプチン	リツキサン	アバスチン
一般名	トシリズマブ	インフリキシマブ	トラスツズマブ	リツキシマブ	ベバシズマブ
抗体のタイプ	ヒト化抗体	キメラ抗体	ヒト化抗体	キメラ抗体	ヒト化抗体
標的の分子	インターロイキン6受容体	腫瘍壊死因子(TNF)	ヒト上皮増殖因子受容体2型(HER2)	CD20(Bリンパ球の細胞表面分子)	血管内皮増殖因子(VEGF)
病気	関節リウマチ	関節リウマチ	乳がん	悪性リンパ腫	大腸がん

主要な抗体医薬

る権利を取得済み。ロシュの勢いは群を抜いている。

日本の製薬企業も巻き返しに懸命に取り組む。二〇〇八年秋に協和発酵がキリンホールディングスの傘下に入る形で、両社の医薬事業を統合し協和発酵キリンを発足させたのはその典型だ。

アステラス製薬とエーザイは二〇〇七年にそれぞれ、抗体医薬に強い米国のバイオベンチャーを買収した。買収金額はともに四百億円前後という大きなものだった。

武田薬品工業は二〇〇八年二月に世界最大の医薬品メーカー、米アムジェンの日本法人買収に動いたし、同年四月には米バイオベンチャーのミレニアム・ファーマシューティカルズを八千八百億円もの巨費を投じて買収するにいたった。

現在、世界では五百種類前後の抗体が研究されている。そのうち八割ほどはがん治療用。がんに集中しているのは、抗体が抗原と結びつく仕組みを応用し、標的をピンポイントで狙い撃ちできる抗体医薬の原理が、がん組織だけを消し去りたい患者や医師の要望と合致しているからだ。

がん治療薬の市場は膨大だ。がん治療用の抗体医薬が多いのは市場の大きさを反映したものでもある。

◈ポスト抗体医薬となるか、低分子標的医薬

現代の生命科学は、抗体医薬をお手本として、狙った標的に結びつく新しい医薬を誕生させている。化学合成で作った低分子標的医薬と呼ばれる医薬である。

実例を示そう。二〇〇二年に世界に先がけ日本で市販が始まった肺がん治療薬「イレッサ」で分子量はわずか四四七。がん細胞の上に大量に現れる上皮成長因子受容体（ＥＧＦＲ）という分子と結合し、がん細胞の増殖を防ぐ効果がある。

実は、この受容体は乳がん治療用の抗体医薬ハーセプチンが標的としたヒト上皮増殖因子受容体２型（ＨＥＲ２）の兄貴分にあたる分子で、別名は「ＨＥＲ１」。つまりイレッサはハーセプチンとほぼ同様の機能を保ったまま、低分子標的医薬という名のごとく分子量を抗体の数百分の一に小さくした医薬なのである。

低分子化の狙いは低コスト化だ。標的と結合する力を保ったまま医薬のサイズを小さくできればその分、医薬の製造コストは小さくなり製造設備にかけるおカネも少額で済む。低分子の医薬

なら抗体医薬ほどの費用はかからなくなるかもしれない。

低分子標的医薬はイレッサ以外にも、慢性の骨髄性白血病治療用の「グリベック」、肺がん治療用の「タルセバ」などが国内で市販されている。関節リウマチの治療を意識して、インターロイキン6の受容体と結びつく低分子化合物の開発を進めている企業もあるようだ。

◆末期がんの悪液質を抗体医薬で改善

中外製薬はこの数年、新薬の他の効用を確認する研究を続けている。それはがんの末期に患者を苦しめる悪液質の症状改善を目指した試み。悪液質を引き起こす犯人の一つ、インターロイキン6を抗体で封じ込めようというのである。

悪液質はがん末期に現れる体重の減少、貧血、全身の衰弱などの一連の痛々しい症状だ。だが、実はこれらの症状はがんによって引き起こされるわけではない。がんの本質は悪性腫瘍にすぎない。胃や肺などの臓器を構成する細胞が無軌道に増殖し悪性の腫瘍になったからといって、直ちに悪液質が起きるわけではない。

しかし、がんが進行して末期を迎えると、患者の体の中ではなぜか大量のインターロイキン6やTNFが分泌され悪液質を引き起こす。その結果、患者は痩せ衰えて体力が減退、死期を早めてしまう。

だが、もし悪液質をもたらすインターロイキン6を抑制できれば、事情は随分、変わってくる。悪性腫瘍を退治することはできないにしても、全身の症状を改善し、体重の減少を防げれば、人生の最後の時間をより長く、人間らしく生きられる。

実際、阪大グループは骨髄腫を患った患者に抗体治療を施した際、患者の全身状態が驚くほどよくなった光景を目の当たりにした。貧血は改善したし、体力、気力も高まった。倦怠感も薄れたし食欲もわいたのである。

今、がんは日本人の死因トップ。日本人の三人に一人はがんで命を失い、その数は年間三十万人以上に達する。だが研究が順調に進み悪液質を改善できれば、近い将来、がんの末期患者の医療とケアは格段に好転するだろう。

第五章　モノクローナル抗体物語

◈「異物」には必ず抗体を作る免疫の不思議

本章では新たな主役が登場する。モノクローナル抗体である。実は、第三章と第四章で語った抗体医薬はモノクローナル（単一）抗体という抗体がなければ誕生しなかったバイオ新薬なのである。

ではモノクローナル抗体とはどんなもので、どのように開発されたのか。これからしばらくは研究者たちが試行錯誤を繰り返した末にモノクローナル抗体の開発に成功したプロセスをたどっていくこととしよう。

日本の北里が抗体を発見してからどれほどの年月が過ぎた頃のことだったろうか。研究者たちは素晴らしいアイデアを思いついた。それは人間の体の中に潜む抗体を手に入れよう、というものだった。

この考えは絵空事ではなかった。生き物の体の中にたんぱく質の断片を注入する。すると体に備わった免疫は断片を異物とみなしてこれを捕捉する抗体を作り出した。

注入するものは特に病原体である必要はない。生き物の体は、病原体であろうとなかろうと、体の中に入ってきたものが自分にとって異物なら、それを捕捉する抗体を必ず作り出すことを研究者たちは既に突き止めていた。

ともあれ動物の体の中に異物を注入してみよう。そうすると免疫は基本的な営みである抗原抗体反応を活用してさまざまな抗体を作り出す。運が良ければ強力な病原体を封じ込める強力な抗体が出現し、医薬品になるかもしれない——。研究者たちはこんな期待も抱いていた。

実際、現代の抗体医薬にはモノクローナル抗体が使われている。彼らの発想は長い目でみれば正しかったのである。

しかし彼らは当時、意外なものを目にすることとなった。動物の体の中にできた抗体はモノクローナル抗体がいくつも混じったポリ（複数）クローナル抗体という抗体だったのだ。「これでは治療に使えない」。研究者たちは一転して失望感に包まれた。

◆ポリクローナル抗体とモノクローナル抗体

と、いってもポリクローナル抗体ならなぜいけなくて、モノクローナル抗体ならなぜいいのか、読者は理解に苦しまれるに違いない。いや、それよりもポリクローナル抗体とモノクローナル抗体とは、そもそも何なのだろうか。

最初にネズミのような実験動物の体に小さなたんぱく質の断片を注入するとしよう。するとネズミの免疫はこれを異物（抗原）とみなして体内で抗体を作り始める。ここまでは簡単だ。

ところが、この先が面倒だ。実は「小さなたんぱく質の断片」と書きはしたが、断片とはいってもこれはミクロの世界ではかなり大きな存在だ。三次元の立体構造をしたたんぱく質は顕微鏡で拡大して見るとさまざまな突起や凹凸が表面にできている。人間の顔に例えると、大きな目、高い鼻、小さな口といった特徴的な部位がそこかしこに存在している、というところだろうか。

ここで免疫は抗体を作り、抗体はYの字の先端部で異物を捕まえる段取りとなるのだが、異物は先ほど指摘したように、特徴的な部分をいっぱい持っている。このため抗体の中には大きな目を取り押さえているものもあれば、高い鼻の部分を捕まえているものや、小さな口の部分に取り付いて動きを封じているものも現れる。

免疫学では、このように抗原の特徴を決定づける部位を「抗原決定基」と呼んでいる。そして抗体は、この抗原決定基の数だけ生まれてくる。

例えばがん細胞を見てみよう。がん細胞を凝視すると表面にはさまざまな分子がついている。それらの中には、そのがん細胞だけにしか見られない分子もあれば、どんな細胞にも共通して存在する分子もあるだろう。

これらは、すべて抗原決定基だ。だから抗体を手に入れようと、人間のがん細胞をネズミに注入したとしても、体の中にはさまざまな種類の抗体が誕生してくることになる。これがポリクローナル抗体と呼ばれるものだ。

だが研究者はいろんな種類の抗体が現れることを望んでいない。欲しいのは病気の治療に最も役立つ一種類の抗体だけ。彼らはがん細胞に特有な分子を捕まえる特定のモノクローナル抗体が欲しいのであって、さまざまな形をしたモノクローナル抗体が混じり合ったポリクローナル抗体は欲しくはなかったのである。

◈免疫の生体防衛戦略

やや違った角度から話を進めてみよう。ここに抗体の大きな群れがあるとする。それぞれの抗体はいずれも少しずつ違った形をした相補性決定領域（ＣＤＲ）を持っている。ＣＤＲとはＹの字の姿をした抗体の最先端部の左右それぞれにある六本の「指」のような突起のことである。

ここでたんぱく質の断片が抗体の群れの前に現れるとしよう。すると、それぞれの抗体は争って、大きな目、高い鼻、小さな口などの抗原決定基に向かっていく。そして最終的にこのレースに勝ち残るのは、目、鼻、口などの特徴的な場所にピタリと結びつく形をしたＣＤＲを持つ抗体となるはずだ。

こうして勝ち残った抗体を実験動物の体から取り出すと、それは異なる種類のモノクローナル抗体が集まったポリクローナル抗体の群れになる、というわけだ。

それにしても、どうして免疫はこれほど複雑な仕組みを持っているのだろう。実は、これこそ生命を守る免疫の本質。外部からはどんな病原体が侵入してくるか分からない。しかしその敵は必ず捕まえる必要がある。そこで免疫は、少しずつ違った形をしたCDRを持つ抗体を数多く作る能力を持っていた。通説では、免疫が作り出す抗体の種類は一億とも十億ともいわれている。

◆モノクローナル抗体をどう作る？

それでは生命科学の先達はいったいどのようにしてモノクローナル抗体を作ったのか。ポリクローナル抗体の群れの中から何らかの方法で、目的の抗体を選び出したのだろうか。

いや彼らは違う方法を採用した。つい先ほど抗体の種類は一億を超えると語ったが、実は驚くべきことに、それらの抗体は一つ一つ異なるBリンパ球が作っていた。

ここに着目すればモノクローナル抗体の作り方は見えてくる。目的の抗体を作るBリンパ球を探し出し、そのBリンパ球に抗体を生産させればいいのである。

だが、ほんのわずかな量しかないBリンパ球の群れの中から目的のBリンパ球をどう探し出すか。そのためには、まずBリンパ球の群れ自体を増やし、それから目的のBリンパ球をより分けるという非常にまわりくどい手順が必要と考えられた。

しかし大きな問題があった。Bリンパ球は生体を離れると通常は増殖しない。いったい、どうやってBリンパ球を増やしたらいいのか。誰もが頭を抱えた時、奇跡は日本で起きた。

◆岡田が突き止めた細胞融合

それはJ・ワトソンとF・クリックが「生命の設計図であるDNAは二重らせんの姿をしている」と衝撃的な内容の論文を発表した一九五三年のこと。岡田善雄という研究者が大阪大学微生物病研究所に助手として着任してきた。

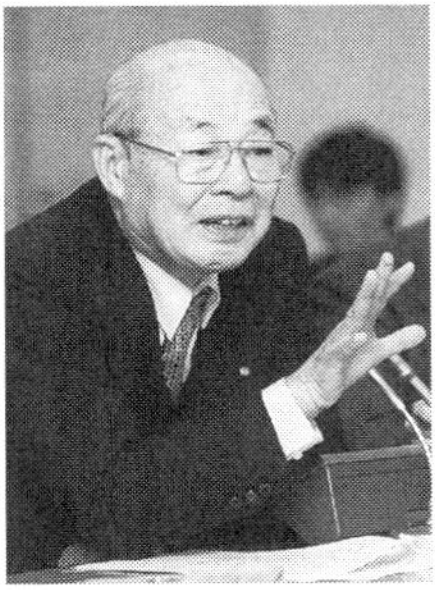

岡田善雄

岡田が入った研究室はインフルエンザ・ウイルスを使った研究をしていた。そこで岡田はちょっとした遊び心でアッカーマン変異株というインフルエンザ・ウイルスの一種を、腹水がんを起こしたネズミの腹部に打ち込んでみた。

すると驚くべき現象が起きた。がんのせいで大きく膨らんでいたネズミの腹部がへこんでほぼ元の大きさに戻ったのだ。「がんが消えた。ひょっとしたらウイルスでがんを治せるかもしれない」。心の中にこんな夢がちらついた。

ならば、と岡田は手元にあったウイルスを取り出した。東北大学の研究者によって発見されたことで後に「センダイ・ウイルス」とも呼ばれるようになったこのウイルスは、赤血球と反応させると赤血球を破裂させ内部の成分を流出させる赤血球溶血現象を起こすことが知られていた。

赤血球という細胞を壊せるのだから、強力ながん細胞でもウイルスの濃度を高めれば細胞を破壊できるだろう。こう考えた岡田はウイルスを通常の千倍ほどの濃度にまで高め、腹水がんを起こしたネズミの腹部に注入した。

だが結果は想像を超えていた。腹部を調べるとそこには巨大な細胞があったのだ。顕微鏡で観察するとその細胞は何十個もの核を持っていた。いったい何が起きたのか。細胞と細胞を隔てる細胞膜が消えてなくなり細胞同士が融合していたのだ。

岡田はウイルスによってがん細胞同士が融合する光景を連続写真で撮影。一九五七年には大阪大学微生物病研究会誌に一連の研究成果を報告した。かつて誰も見たこともなく聞いたこともない世界初の「細胞融合」現象の研究報告だった。

◆英ハリスが岡田の成果に注目

人間はあまりに己の想像力を超えた発明・発見を聞かされると、その凄さと効用が分からなくなってしまうものかもしれない。科学史にはこんな実例がある。

ＡＴ＆Ｔベル研究所（当時）のＪ・バーディーン、Ｗ・ブラッテン、Ｗ・ショックレーがトランジスタの開発に成功した、と公表したのは一九四八年。トランジスタはやがて大規模集積回路へと姿を変え「二十世紀最大の発明」と評された。

だがトランジスタの開発を伝えた翌日の新聞は冷淡さと無知にあふれていた。高級紙として知られる「ニューヨーク・タイムズ」はごく小さな記事の中でこう書いた。「トランジスタというデバイスはこれまで真空管が使われていた無線の領域でいくつかの応用をもたらすだろう」

岡田の細胞融合もこれと同じ扱いを学界から受けた。ウイルスが細胞を融合させる現象は確かに珍しい。しかし、それがいったい、何の役に立つのか、当時の研究者は見当がつかず、深い関心を示せなかったのだ。

しかし岡田が一九六二年にスウェーデンの論文誌「エクスメータル・セル・リサーチ」に研究成果をまとめた論文を掲載したのをきっかけに変化が現れた。成果を知った英オックスフォード大学のヘンリー・ハリスがセンダイ・ウイルスを使って人間の細胞とネズミの細胞を融合する実験を試みたのだ。

実験は成功し融合細胞は「キメラ細胞」と呼ばれた。キメラはギリシア神話に登場する空想の怪物で、頭はライオン、胴体はヤギ、尻尾は蛇という動物。ハリスは一九六五年に実験結果を英科学誌ネイチャーに発表、大きな反響を巻き起こした。

研究を続けたハリスは前代未聞の現象も発見した。人間の細胞とネズミの細胞を融合させると、人間の細胞の核の中にある二十三対の染色体が次々と欠落する不思議な現象だ。後に、どの遺伝子が染色体のどの位置にあるかをしるした染色体地図の確立につながる重要な成果だった。

正常な細胞とがん細胞の融合実験も行った。多くの研究者は融合した細胞はがん細胞になる、と予想したが、結果は予想外だった。融合細胞は正常な細胞に戻ったのだ。これもまた後にがん抑制遺伝子の発見を促した貴重な成果である。

◆細胞融合はiPS細胞のゆりかごにも

細胞融合技術は二十一世紀初頭に新型万能細胞（iPS細胞）を生み出すゆりかごともなった。神経や筋肉、さまざまな臓器に分化できるiPS細胞は医療応用が可能な万能細胞の本命として世界中に衝撃を走らせたことは記憶に新しい。

そのきっかけは二〇〇一年に京都大学の多田高が試みた細胞の融合実験だ。受精卵から作成した万能細胞（ES細胞）と通常の体細胞を融合させると分化能力を持たないはずの体細胞に分化の能力が備わるという驚きの結果が現れた。

この成果に着目し、発展させたのが京大教授の山中伸弥。山中は皮膚細胞などの体細胞に特定の遺伝子を注入すれば、体細胞には万能細胞のような分化の能力が備わるのではないかと予測して研究を進め、新型万能細胞の開発という快挙にいたった。

◈ミルシュタインのモノクローナル抗体への挑戦

話をモノクローナル抗体に戻そう。英国のケンブリッジ大学でC・ミルシュタインとG・ケーラーが細胞融合技術を使ってモノクローナル抗体作りを試みたのは一九七〇年代のことだった。ミルシュタインはこの大学で長年、抗体の構造の研究を続けてきた免疫学の教授。G・ケーラーはスイスからやってきたポスト・ドクターの博士研究員。ミルシュタインが描いた研究戦略に沿って、若いケーラーが実験現場で腕をふるった。

最初のハードルは抗体を生産するBリンパ球をいかに増やすかだ。ならば細胞融合技術を使って何らかの細胞をBリンパ球と融合させ、Bリンパ球に「増える」能力を持たせられないか。ミルシュタインに骨髄腫細胞を使う構想がひらめいた。

骨髄腫細胞とはBリンパ球ががん化して、試験管の中でも無限の分裂能力を持つようになった細胞だ。だから、この細胞には「増える」能力は備わっている。

彼らはこんな実験をしたらしい。まず実験動物のネズミの体に異物を注入する。この異物の表面には例えば「１」から「１００」の抗原決定基が存在し、このうち「５」に対するモノクローナル抗体を手に入れるのが目的である、と仮定しよう。

異物を注入されたネズミの体内では、免疫の営みによって異物を攻撃する抗体が生まれてくる。誕生する抗体は「１」から「１００」の百個の抗原決定基にそれぞれ対応する百種類の抗体だ。

そして抗体を作るのはＢリンパ球。百種類の抗体はそれぞれが異なるＢリンパ球で作られており、それらをここではB_1、B_2、B_3、B_4、B_5……と表してみよう。手に入れたいのはB_5である。

こうしたＢリンパ球の群れはネズミの脾臓の中で見つかった。人間やネズミなどの哺乳類では、Ｂリンパ球は骨の内部の骨髄にある造血幹細胞から生まれ、その後、脾臓などに移動して、病原体の侵入に備えているからだ。

次にケーラーは脾臓からＢリンパ球の集団を取り出し、センダイ・ウイルスを使ってネズミの骨髄腫細胞と融合させた。すると細胞融合によって増殖能力を獲得した融合細胞は、期待通り増殖を始めてくれた。報告を聞いたミルシュタインは思い通りの展開に快哉（かいさい）を叫んだことだろう。

か。

◆モノクローナル抗体の生産に成功

こうしてできた融合細胞の群れは、B_1、B_2、B_3、B_4、B_5……のそれぞれが増殖能力を持つようになって増えた集団だ。では、こうした「まざりもの」の集団からB_5をどのようにして選び出すか。

ミルシュタインらが採ったのはとても実直な方法だった。細胞培養プレートといって、いくつもの小さな穴を持ったプレートのそれぞれの穴に細胞の集団を一滴ずつ垂らしていくのである。

ここでB_5というBリンパ球は「5」という抗原決定基に対するモノクローナル抗体を作っている細胞だということを思い出していただきたい。予め、蛍光試薬や色素などで細工をして、「5」に対する抗体をB_5が作り出すと蛍光が出たり色が変わるようにしておけば、B_5が存在する穴は比較的、容易に見つけられる。

培養プレートに穴が例えば百個あり、そのうち十個でB_5が存在する「印」が現れれば、最も強い「印」が出ている融合細胞を取り出す。ただし、この中にはB_5以外の細胞がなお混じっているから、この選抜作業を粘り強く何度も繰り返す。

こうして最後に残った細胞が「5」に対するモノクローナル抗体を際限なく生産してくれる融合細胞となる。この細胞をネズミのお腹の中に戻したり、試験管の中で培養することで、ミルシュタインたちはモノクローナル抗体を作れるようになった。一九七五年頃のことだった。

まざりものの集団から、同一種の細胞や遺伝子を増やして取り出す（単離）する行為は生命科学の世界では非常に重要な営みで「クローニング」と呼ばれている。

◈ミルシュタインらノーベル賞受賞

ミルシュタインらの成果は大きな反響を巻き起こした。がんの表面にある特定の抗原だけを攻撃するモノクローナル抗体を作れば「がんの抗体療法が可能になる」「抗体に抗がん剤をつけて体内に送り込めば、がんを攻撃する『ミサイル療法』も可能」と多くの夢が語られた。一九七〇年代後半のことだ。

実はモノクローナル抗体が医療に使われるようになるには、もう一つ、険しい壁を越えなければならなかったが、ミルシュタインらは一九八四年に晴れて、ノーベル生理学医学賞を受賞した。

二人のノーベル賞受賞にはこんなエピソードが語り継がれている。カロリンスカ研究所（スウェーデン）のノーベル生理学医学賞選考委員会は当初、ケーラーを受賞者から外していた。しかし、彼のボスのミルシュタインが「自分だけの成果ではない」と主張してケーラーもノーベル賞を受賞することになった、というのだ。心温まる話である。

一方、岡田に対する評価は、ミルシュタインやハリスの活躍が日本に伝えられるとともに高まっていった。岡田は阪大が一九八二年に生命科学研究の一大拠点を目指して発足させた細胞工学センターのセンター長に就き、存分に腕をふるった。

ノーベル賞を逃したのは残念だが、岡田の声価は衰えることなく一九八七年には文化勲章を受章した。岡田は二〇〇八年一月に他界した。冥福を祈りたい。

◈険しかった抗・抗体の壁

それではモノクローナル抗体が乗り越えるべき険しい壁とは何だったのか。私たちは既にそれが何かを知っている。動物の体で作ったモノクローナル抗体を人間の体の免疫が異物とみなして作った「抗・抗体」である。

当初、人間とネズミの種の壁を楽観視していた医師たちは、モノクローナル抗体の作り方を知ると早速、医療応用を試みた。だが種の壁は予想外に険しく、ネズミの体で作った抗体を患者に注射すると、腎臓障害や発疹などが起き病状が悪化した。

結局、抗・抗体の壁を乗り越えたのは遺伝子工学によってキメラ抗体やヒト化抗体などが誕生してからのこと。抗体医薬の市販開始は欧米では一九九〇年代の中頃、日本では二〇〇〇年代初頭で、モノクローナル抗体の開発から長い年月が過ぎていた。

◆復活したミサイル療法

抗・抗体という壁の消失はミサイル療法を復活させた。一例は米国の大手製薬企業、ワイスが二〇〇〇年に急性骨髄性白血病の治療薬として承認を得たマイロターグだ。

この薬は白血球病細胞の表面に現れている「CD33」という細胞表面分子に結合する抗体とカリケアマイシンという抗がん剤の複合体。静脈注射された抗体がCD33と合体すると、抗がん剤ががん細胞を攻撃する仕組みだ。日本では武田薬品工業が二〇〇五年から販売している。

抗がん剤の代わりに放射性同位元素を抗体と合体させた医薬も登場している。悪性リンパ腫の一種、非ホジキンリンパ腫を治療するためのゼヴァリンという薬だ。

ゼヴァリンに使われているモノクローナル抗体は、悪性リンパ腫の治療薬、リツキサンのそっくりさんのような存在。リツキサンと同じくがん化したBリンパ球の表面のCD20を目指して体の中を進んでいき合体する。

この後は抗体が運んできた放射性同位元素、イットリウム（^{90}Y）の出番だ。質量数90のイットリウムはジルコニウムに変化する際にβ線（電子）を放出、これによってがん細胞を攻撃する。

モノクローナル抗体をミサイルに例えるなら、抗体にくっつける抗がん剤や放射性同位元素はミサイルの弾頭といったところ。ミサイル療法用の医薬はまだ少数だが、今後、次第に増えていくだろう。

◆ポリクローナル抗体で抗体医薬も

科学技術の進歩はポリクローナル抗体にも光を当てた。いろいろな抗体が混じったポリクローナル抗体は抗体医薬になりえない、というかつての常識に挑戦するかのように、最近、ポリクローナル抗体を医薬に育てる試みが始まっている。

それにしても、どうしてポリクローナル抗体なのか。病気の治療に必要なのは、病原体の表面についている多くの抗原決定基のうち特定の一つだけと結合するモノクローナル抗体ではなかったのか、と読者は疑問を持たれるに違いない。

次ページのイラストを見てもらおう。左のイラストはポリクローナル抗体が病原体を捕まえている様子。病原体の表面にある抗原決定基のすべてに抗体がくっついている。一方、右は特定の抗原決定基だけにしかモノクローナル抗体が結合できていない様子が描かれている。

では、この光景からどんなことが想像できるだろうか。ポリクローナル抗体の開発に注力する研究者たちは、多勢の抗体で病原体を攻撃するポリクローナルの方が、特定少数の抗体しか攻撃に参加しないモノクローナルより病原体を殺傷するパワーに優れる、と説く。

つまり、従来の抗体医薬がピンポイント方式で相手を攻撃する方式なら、ポリクローナル抗体

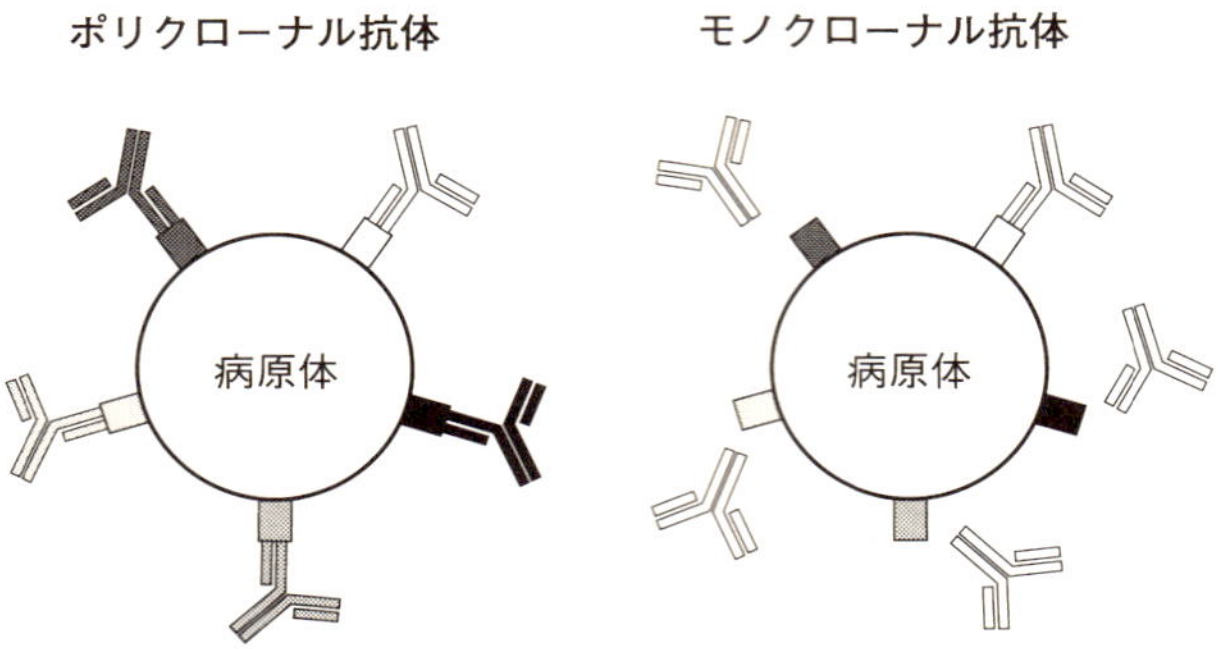

病原体に多種類の抗体が結合　　病原体に1種類の抗体が結合

医薬はいわばショットガン（散弾銃）のように多くの銃弾で敵を攻撃する方式というわけだ。

◆多剤耐性菌にはポリクローナル抗体が有用

ポリクローナル抗体を使った抗体医薬が有用と考えられるのは、こんなケースだ。メチシリン耐性黄色ブドウ球菌（ＭＲＳＡ）のように多くの抗生物質に耐性を示すようになり、院内感染を起こす悪玉として知られる多剤耐性菌を考えてほしい。

多剤耐性菌が発生したのは、病原菌が分裂する際に突然変異などによって遺伝子を微妙に変化させ、抗生物質に対する耐性を獲得したためだ。遺伝子が変化すれば、病原菌の表面にあるさまざまな分子（抗原決定基）もまた形が変わってくる。

モノクローナル抗体はこのように変身していく病原菌が苦手だ。たとえ一度は病原菌を退治できたとしても、病原菌が分裂を繰り返すうちに標的としていた分子の姿が変わり、病原菌を捕まえられなくなるからだ。

しかし病原菌の表面のあらゆる分子を標的とするポリクローナル抗体なら、その心配は小さくなる。標的の分子の一つが形を変えたとしても、ショットガン方式なら残りの分子をほぼ確実に捕捉することができるからだ。

インフルエンザ・ウイルスは毎年のように遺伝子の塩基配列を組み換え、己の姿を変化させては人間を襲う。こんな相手はモノクローナル抗体では対応しにくいが、ポリクローナル抗体なら即座に効果を発揮できるかもしれない。

筆者の岸本は、ＭＲＳＡや、高病原性鳥インフルエンザ、重症急性呼吸器症候群（ＳＡＲＳ）など、最近、人類を脅かし始めた新たな感染症の脅威から人類を救ってくれる有力候補の一つはポリクローナル抗体だと考えている。

ポリクローナル抗体医薬を実用化するための切り札は人間の抗体を作り出す乳牛「ヒト抗体産生ウシ」と考えられている。乳牛を人間の抗体の生産工場として活用、乳ににじみ出てくるポリクローナル抗体を取り出そうというのである。

ヒト抗体産生ウシの作り方はこうだ。人間の抗体遺伝子を含む染色体のすべてを牛の胎児から取り出した線維芽細胞に注入。核を取り除いた牛の未受精卵とこの細胞を融合させ、母牛の胎内に戻すとヒト抗体産生ウシが生まれてくる。

乳牛にポリクローナル抗体を作らせるのも比較的、簡単。例えばある病原体を攻撃する抗体を作りたいのなら、その病原体を乳牛の体に注入すればいい。乳牛の免疫は、これを外敵とみなしさまざまな抗体の群れを作り出す仕組みだ。

第六章　もう一つの関節リウマチ克服物語

◆小児科医に立ちはだかった全身性小児リウマチ

これからお話しするのは、いわばもう一つの関節リウマチの克服物語。抗体医薬によって、子供を苦しめる若年性関節リウマチと呼ばれる病気がほぼ克服されるにいたるまでの道筋を語ってみよう。

若年性関節リウマチと呼ばれる病気には実は二種類の病気がある。一つは大人がかかる関節リウマチとほぼ同じ症状が出る「若年性特発性関節炎」、もう一つは「全身型若年性特発性関節炎」という病気だ。

このうちやっかいなのは後者の方で、全身性の小児リウマチと呼ばれることが多い。関節リウマチ以外の症状が体のあちらこちらで起こる上、関節リウマチには非常によく効いたＴＮＦ阻害剤が、この病気にはあまり効果がないからである。

症状をかいつまんで紹介しよう。まず全身に炎症が起き、一日のうちに平熱になったり高熱になったりして、スパイク状の熱が出る。発熱に伴って発疹も生じるし、リンパ球の集結場所として体の節々に存在するリンパ節や肝臓、脾臓が腫れることもある。発育がとまって背が伸びなくなることもある。最悪の場合、死にいたりさえする。

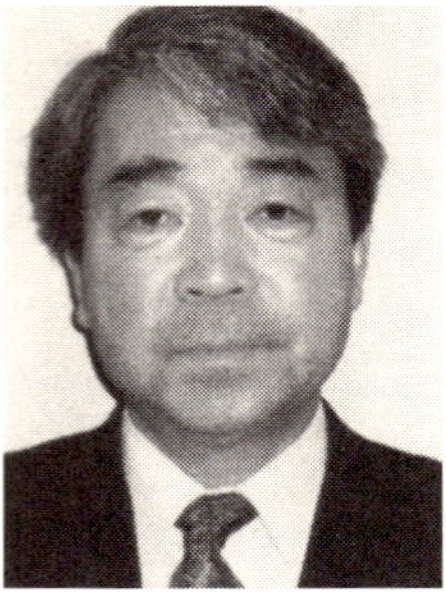
横田俊平

横浜市立大学医学部教授の横田俊平（小児科）は長年、この病気と対峙してきた医師の一人。治療を担当した子供がバタッと死亡する場面に何度か遭遇した体験も持つ。「十数年前まで、なぜ、こんな病気が起きるのかまるで分からなかった」という。

横田は一九九〇年代の中頃には患者の体で炎症性の情報伝達分子であるインターロイキン6が過剰に分泌されているらしいことは把握していた。

しかし医療の現場で彼ができることは限られる。炎症の抑制に効果があるステロイド剤（副腎皮質ホルモン）などを使った対症療法に終始し、十分な治療ができずに悩んでいた彼の目にとまったのが欧州の研究者が発表した研究論文だった。

その論文にはこんな趣旨のことが書いてあった。「遺伝子操作でインターロイキン6を過剰に分泌するようになったネズミを作ったところ、そのネズミは通常のネズミの半分から三分の二程度の体長にしか成長しなかった」——。

横田には思い当たるものがあった。彼がこれまで治療してきた子供たちも背が伸びなくなっていた。全身性小児リウマチとインターロイキン6の間には深いつながりがあるのではないか。横田がインターロイキン6を重要容疑者とにらみをつけるきっかけとなった一つのできごとである。

◈阪大・吉崎との出会い

こうして横田の脳裏に生まれたインターロイキン6への疑いは時間の経過とともに深まっていった。そして彼は、ある時、運命的な「出会い」をする。

それは横田の記憶によれば、一九九九年頃、日本リウマチ学会の関東支部で学術集会が催された時のこと。その会合に講演者として招かれた阪大の吉崎と楽屋で出会った横田は、治療している子供の病気や、その特異な症状を語ったのだ、という。

全身に炎症が起きること、高熱が出ること、最悪の場合、死ぬこともあること。どうやら、その犯人はインターロイキン6らしいこと。しかし適切な治療薬がなく困っていること。その病気は全身性の小児リウマチと呼ばれていること……。

すると吉崎の口から意外な言葉が出た。「横田さん、実は、僕は今、インターロイキン6のシグナルを遮断する抗体を使って関節リウマチの患者を治療しているんですよ」と。

全身性の小児リウマチという病名は吉崎にとって初耳で驚きもしたが、その症状には彼が医療現場で対峙していたキャッスルマン病や関節リウマチと通じるものがあった。

一方、横田は横田でびっくりした。彼が犯人とにらみをつけたインターロイキン6の悪さを封じる薬剤に目の前の吉崎が深くかかわっているというのだから。横田はそれまで、その情報は全く耳にしていなかった。

〝新薬〟の可能性を探っていた吉崎と、病気を治療できる〝新薬〟がほしかった横田。二人はたちどころに、互いに目の前の相手こそ自分が必要としていた人間であることを理解し、意気投合した。

後日、横田から患者の検査・治療データを示された吉崎は詳細に分析した上でこういった。

「横田先生、この子たちに抗体は効果があるかもしれません」。こうして吉崎の支援を得た横田は、新しい治療へと向かい始めたのだった。

◆〝新薬〟を治験外使用

その頃、横浜市立大学附属病院には名古屋から入院してきた五歳の子供がいた。入院生活は既に半年ほどが経過。連日のように高熱が出てはいったん下がり、また上がるという症状を繰り返し、ステロイド剤を使った治療も限界に近づいていた。

横田は、吉崎から〝新薬〟を提供してもらい子供に注射したいと考えた。だが問題があった。その頃、〝新薬〟は関節リウマチやキャッスルマン病などの病気を対象とした臨床試験（治験）の真っ直中にあり、そう易々と他の病気の治療、しかも子供の治療に使うことはできなかった。

横田は当時の厚生省との折衝に奔走。「まだ治験も終わっていない薬を子供に使うのはどうか」と最初は渋っていた役所から「治験外使用なら認めよう」という回答を引き出した。

治験外使用とは他の薬なら生命を保てない恐れがある場合、例外的に治験の対象とされていない病気の患者に、〝新薬〟の投与を認める手法である。

◈劇的に現れた効果

こうして横田が治療を開始したのは二〇〇一年のこと。ただし大人と比べて子供の体は敏感でどんな反応が現れるか予測が難しい。緊急の事態に備えて一週間、病院に泊まり込む覚悟を固めた横田が最初に恐る恐る注射した〝新薬〟は「体重一キロ当たり二ミリグラム」という限られた量だった。

だが翌朝になって横田は口をあんぐりとあけんばかりに驚いた。三十八〜四十℃もの高熱が断続的に出ていた子供の体温が平熱にまで下がっていたからだ。

炎症の度合いを示すＣＲＰの数値も四日後にはゼロ近くまで下がった。横田はかつてこんな体験をしたことはなかった。

ただし、まもなく横田には緊張の場面が訪れた。平熱で落ち着いていた体温が再び上昇、それに歩調を合わせるかのようにＣＲＰの数値も急上昇したからだ。しかし投薬量を二倍にすると子供の容態は再度、元に戻った。治療開始から二週間後のことだ。

こうしたぶり返しはもう一度、起こったが、投薬量をさらに倍にすることで一ヵ月後には熱は平熱水準、ＣＲＰもほぼゼロとみなせる水準で落ち着いた。最初の治療はここに成功したのだった。

◈「先生、体が軽くなったよ」

横田の元にひっきりなしに問い合わせが入るようになったのは「もう一安心してもいいだろう」と彼の緊張が解けかかった頃だったろうか。「全身性小児リウマチにかかったわが子を新しい薬で治療してほしい」という切なる要請である。

最初の治療が成功した、という事実はまだ新聞、テレビでは報道されていない。しかし、「小さな奇跡」が成し遂げられたという話は同じ病気に苦しむ子供を持つ家族に短期間のうちに口コミで広がっていたのだった。だが横田の体はひとつきり。全員の治療はできない。思案の末に、彼はさらに四人の子供の治療に踏み切った。

一人目の治療で予想と期待を超えた成果を出したとはいえ、抗体医薬は万能では決してない。四人の子供のうち何人の病状を今度は改善できるだろうか。しかし心配は杞憂に終わった。新薬は今度も顕著な効果を示し、子供たちは順調に回復していったからだ。

特に印象深く覚えているのは、〝新薬〟の注射を三度ほどした後に五歳の子供が語った次の一言だ。「先生、体が軽くなったよ」。通常、子供はこんな言葉を口にしない。それまで何年かの間、この子は熱が出て体がだるく重い日々を生きてきた。本人はそれが普通だと思っていたのだろう。だが、治療を受けて、この子は生まれて初めて、体が軽くなる体験をしたのだ、と思うと横田は感激を隠せなかった。

◈インターロイキン6がおかした単独犯行

「それにしても」と、横田が当時を振り返ってある種の感慨にふけるのは、全身性の小児リウマチを退治した抗インターロイキン６受容体抗体の力強さだ。これほど単純明快に病気の治療に役立った医薬に横田は過去、遭遇したことがない。

医療の現場で患者を治療する横田のような臨床医は、病気とは複雑なもので新薬が登場したからといって、そうそう劇的な改善はみられない、という体験を多かれ少なかれ重ねている。

例えば、ある遺伝子に変異が起き、その遺伝子が発現してできたたんぱく質に変異が生じたとしよう。ただし病気の本番はここから。多くの場合、たんぱく質の変異を起点として、体内ではさまざまな現象が生じて影響を及ぼしあい、病気を複雑なものにしてしまう。だから臨床医は一つの薬に過大な期待はかけない。

こんな言い方もできるかもしれない。目に見える病気の症状を治療しようとするとそれなりに犯人は見つかり対症療法的な治療はできる。しかし、こうした小物の犯人は体内でいっぱい見つかり、きりがない。きっと、どこかに手下を操る大御所的な悪者がいそうなものだが、そうしたボスに限って姿はなかなか見つからない——。

こうした病気観・治療観から考えれば、横田が今回、対峙した全身性の小児リウマチは例外中の例外。熱が出る、発疹も生じる、肝臓も腫れるし、発育も滞る。こんなさまざまな病状が現れる病気を、インターロイキン6という情報伝達分子を一つ抑えるだけで治すことができるのか、と彼が不安に思ったとしても無理はない。

ひょっとしたら、インターロイキン6はただの手下であるかもしれないし、そうでなくても何人かいる中ボス的な存在かもしれない。そうだとしたら抗体を投与したからといって患者は病気からなかなか回復しないかもしれないのだ。

しかし現実はシンプルだった。五人に治療を施して分かったのは、全身性の小児リウマチという病気はインターロイキン6が単独もしくは単独に近い形で起こした犯行であり、抗体を投与すれば、あらゆる症状がおさまるという事実だった。この病気に限っては「病気は複雑なもの」という体験は通用しなかった。

横田にとってはこの上なくうれしい誤算だったといえば失礼だろうか。

◈臨床試験へと前進

横田が予想を超える成果をおさめたことで、歯車はいい方向に回転し始めた。それまで関節リウマチやキャッスルマン病などを対象として中外製薬が進めていた抗インターロイキン6受容体抗体の臨床試験に全身性小児リウマチが加わったのだ。

医薬品の製造販売承認を得るために医薬企業が実施する臨床試験はたいていの場合①健康な人を相手に主に薬の副作用の有無を調べる第Ⅰ相試験②少数の患者を相手に薬の使用量や使い方を調べる第Ⅱ相試験③多くの患者を相手に二重盲検法も使って薬の有効性と安全性を最終的に証明する第Ⅲ相試験——の三段階で実施することになっている。

ただし他の病気で副作用はチェックし終えていたことから全身性の小児リウマチの臨床試験は第Ⅱ相からスタート。二〇〇二年に始めた試験で横田は、それまで待機してもらっていた十一人の子供を治療することとした。

第II相の試験の主目的は治療を患者に施しながら、以前は手探りだった抗体の適切な投与の仕方を確立することだ。

まずは全員に「体重一キロ当たり二ミリグラム」の新薬を計三回投与。これで三人の容態が快方に向かった。だが八人の容態は顕著な改善とは言い難い。そこで今度は量を二倍にして三回投与。これによって三人の容態が改善。残る五人は「同八ミリグラム」を三回投与した段階で容態が快方に向かった。

病気の進行度や個人差によって違いはあるものの、「八ミリグラム」を三回投与することで、たいていの人なら病気を治すことができる——これが、第II相の試験を実施して横田が出した結論だった。

◆背が伸び始めた少女

臨床試験で横田は、全身性小児リウマチにかかって身長が伸びなくなった少女の発育が再開する場面にも遭遇した。十二歳だというのに身長が一一〇センチしかなかった少女の背丈が、抗体を投与することで一年の間に一八センチも伸びたのだ。

では、なぜ、この病気にかかると身長が伸びなくなり、また抗体を投与すれば、身長が伸び始めるのだろうか。ついしばらく前に、遺伝子操作でインターロイキン6を過剰に分泌するようになったネズミは発育が滞る、という話を紹介したが、それはインターロイキン6の影響で造骨幹細胞の分裂がストップしたからだ。

詳しく説明してみよう。幹細胞とはあらゆる臓器や組織に分化する可能性を秘めた細胞のこと。そして造骨幹細胞とは幹細胞から一歩だけ具体的な組織に近づいた幹細胞というべき細胞で軟骨や骨になる幹細胞のことだ。

例えば人間の体を構成する骨のうち最も長くて大きい大腿骨だと、子供では骨の両端で造骨幹細胞は盛んに分裂を繰り返してカルシウムをため込み、最後にアポトーシス（細胞の自殺）を起こしてカルシウムの固まりへと姿を変える。こうして子供の骨は両端で成長し、骨は長く大きくなっていくわけだ。

ではどうして骨の成長は止まったのか。それは試験管の中で造骨幹細胞を培養し、インターロイキン6を与えて実験をすれば分かる。それまでしきりに反応していた幹細胞があるところで分裂・増殖を停止してしまう、と横田は説明する。

こうなると骨の成長に必要なカルシウムは得られない。骨のカルシウム密度も小さくなる。骨粗鬆症(こつそしょうしょう)になって骨がもろく壊れやすくなる恐れさえ生じる。

だが試験管の中でいったん止まった反応はある操作で再開することができる。抗インターロイキン6受容体抗体の投与だ。これによってインターロイキン6の動きは封じられ、再び、造骨幹細胞の増殖が始まるのだ。

身長が伸びなくなった人への治療には通常、成長ホルモンが使われる。しかし全身性小児リウマチの場合にはあまり効果はない。それは過剰に分泌されたインターロイキン6が成長ホルモンの働きを阻害するためといわれる。

◆最後の仕上げ、第III相試験

臨床試験の仕上げともいうべき第III相試験は二〇〇四年に始まった。二歳から十九歳の五十六人の患者を治療して抗体医薬の有効性と安全性を立証する試験だ。一回の投与量は第II相試験で割り出した「体重一キロ当たり八ミリグラム」である。

だが横田はここで深刻な問題に直面した。第III相試験に欠かせない二重盲検法の過酷さにたじろいでしまったのだ。

二重盲検法は、患者を二つのグループに分け片方には本物の薬、片方には偽物の薬を与えて、薬の効用を確かめる手法。薬を投与する医師でさえどちらが本物か知らされることはない、ある意味では巧妙な試験だ。

しかし、偽物の薬を与えられるグループに入った患者は病状が悪化する危険に直面する。試験が成功し抗体が全身性小児リウマチの治療薬として公に認められれば、将来、多くの子供たちを救えるには違いない。しかし、かといって目の前の患者に偽薬を与えて病状を悪化させるのは臨床医として耐え難いことだった。

そこで横田は苦悩した末に妙案を思いついた。それは試験の開始前にすべての患者に〝新薬〟を十分に与えて病状をある程度、改善しておくというアイデアだった。それでも試験を実施している最中に何人かは容態が悪くなるだろうが、その時は、彼らを試験から「脱出」させて抗体を投与すればいい、とハラをくくった。

横田は慎重に試験を進行。本物の薬を投与した患者たちのCRPは期待通り低水準に落ち着き、貧血の指標であるヘモグロビン（赤血球に含まれる血色素）や血小板の濃度も改善した。炎症抑制に効果はあるが副作用も無視できないステロイド剤の使用を減らせた子供も少なからずいた。

こうして全身性の小児リウマチをターゲットとした臨床試験は順調に終了。二〇〇八年四月に厚生労働省は、抗インターロイキン6受容体抗体を関節リウマチの治療薬として承認する際、この病気も治療対象と認めるにいたった。

◈英ランセットに研究論文掲載

もう一つの関節リウマチの話を語り終えるにあたって付け加えることがあるとすれば、それは第III相試験の結果をまとめた横田の研究論文が二〇〇八年三月、英国の臨床医学論文誌ランセットに掲載されたことだ。

ランセットは臨床医学の世界では一、二を争う権威ある科学誌。現代では日本の科学者は基礎科学の分野では研究成果を英ネイチャーや米サイエンスなどの一流誌に発表するようになった。しかし臨床医学では日本の地位は低く、過去、日本人の執筆した研究論文がランセットに掲載されることはほとんどなかった。

では、なぜ横田論文はランセットに掲載されたのか。それは横田が全身性の小児リウマチをほぼ制圧するという世界初の成果をあげたからだ。難しい病気と対峙し多くの子供たちの健康を取り戻した横田に与えられたご褒美といえるだろうか。

第七章　ＴＮＦの物語

◈発見から医薬まで紆余曲折

これからしばらく語るのはＴＮＦ（腫瘍壊死因子）という情報伝達分子が発見されてから、その抗体がリウマチ治療薬として開花するまでの紆余曲折の物語だ。

ＴＮＦは発見当初は悪性腫瘍つまりがんの特効薬として期待された分子だった。だが、そんな期待はわずかの間に消滅。そこで研究者たちは発想を転換してＴＮＦの動きを抗体で封じて敗血症性ショックという恐ろしい病気を治療しよう、とトライした。

ところが、その試みもあえなく失敗。それでも彼らはなお希望を捨てずに、今度は関節リウマチに標的を定め直して新薬開発に挑戦した。こうしてようやく誕生したのがリウマチの治療薬として最近、顕著な効果を上げ始めたＴＮＦ阻害剤だ。

この物語を一読された読者は、新しい医薬を開発するには、これほどまでの困難を克服せねばならないのか、ときっとため息をつかれることだろう。

◈「コーリーの毒」でがん治療

十九世紀の中頃、ドイツの医師、ブッシュは奇妙な光景を目のあたりにした。

彼が治療しているがん患者がたまたま丹毒（たんどく）という病気にかかった。丹毒は、連鎖球菌という病原菌が感染して皮膚が化膿性の炎症を起こし、高熱も伴う病気だ。ところが意外にも、そのがん患者からがんの組織が次第に縮小して最後には消えてしまったのだ。ブッシュはどれほど驚いたことだろう。

他の国や地域でもブッシュと同じ体験をした医師が何人もいたらしい。そのせいで十九世紀末には医師たちの間で「がん患者が他の病気にかかって高熱を出すとがんが小さくなったり消えたりする」といった経験談が時折、語られるようになっていた。

米国のニューヨークがん病院（世界最高のがん研究所とされるスローンケタリング記念がんセンターの前身）に勤務していたW・B・コーリーという外科医もまた、がんの縮小に気づいた医師の一人。がんを手術で取り除いた後に猩紅熱（しょうこうねつ）といった感染症にかかり高熱を出した患者の方が、そうでない患者より術後の経過が優れていたのだ。一八九〇年代初期のことである。

そこでコーリーは、これを治療に積極的に生かそうと思い立った。感染すれば高熱を出す何種類かの病原菌を集め、毒性を弱めたり死菌化したりした上で、がん組織やその周囲に接種したのだ。

コーリーの治療はかなり良好な成果をあげ、中には、完全にがんの組織が体から消えた患者もいたらしい。実は、人間の体を守る免疫はこの時、病原菌に刺激されて患者の体の中でＴＮＦを放出していた。だから少なからぬ患者のがんは小さくなったり、消えていたりしたのだ。不活化した病原菌を接種するコーリーの治療法は現代に「コーリーの毒」として語り継がれている。

コーリーの実験的治療は、この十年余りの間に急速に発展した自然免疫の観点から見ても、道理に合った治療だったことが裏付けられている。

しかしコーリーの毒は次第に医学関係者から顧みられなくなってしまった。放射線療法や外科手術、抗がん剤などがん治療に一定の効果を示す手段がいくつも台頭してきたせいだった。

◈「夢の抗がん剤」ＴＮＦの発見

ＴＮＦはいったいどのようにして発見されたのだろう。時は一九七五年、場所は米国のスローンケタリング記念がんセンター、発見者はＬ・オールドらの研究者だった。

今でもそうだが、この時期、世界の医療関係者は外科手術でも、抗がん剤でも、放射線療法でも、なお制圧しきれないがんとの戦いを続けていた。

そうしたなか、オールドは先人たちがかかわった病原菌の不思議な効用に熱い視線をあてた。高熱を出す病気に感染すると、なぜか、がん組織が縮小したり消失したりするミステリアスな現象である。

これは体内に入り込んだ細菌によって免疫が刺激を受けたからに違いない、と考えたオールドは、次のような実験を試みた。

まずネズミにがん細胞を植え付け、さらにBCG（ビーシージー）を接種する。結核の予防ワクチンとして知られるBCGは、ウシ型の結核菌を長期間培養して毒性をなくした細菌。接種からほどなくしてマクロファージの群れががんの患部に現れた。

この時、オールドは、マクロファージが何らかの刺激を受けて、がん細胞を殺す分子を放出する、という仮説を恐らくたてていたのだろう。オールドは患部に現れたマクロファージを刺激してみた。読み通りなら、マクロファージが放出する分子によってがん細胞は殺され、患部からがんの組織は次第に消えていくはずである。

実験結果はオールドを喜ばせた。実験では時折、ネズミがショック死を起こしたが、たいていの場合、がん細胞はネズミの体から消え去った。確かに、マクロファージはがん細胞を殺す分子を分泌していた。

この分子こそ今、私たちがTNFと呼ぶ情報伝達分子。TNFが、がんを攻撃する力は非常に強く、発見当時、ＴＮＦは「インターフェロンを超える夢の抗がん剤」とさえ呼ばれたほどだった。

◆日米企業がつば競り合い

一九八〇年代には将来の大市場に惹かれて米国のジェネンテックや日本の大日本製薬（現・大日本住友製薬）などの有力企業がＴＮＦをめぐって激しい競争を展開することになった。つば競り合いの中、ＴＮＦのクローニング（遺伝子を増やし単離すること）に成功した、と英科学誌ネイチャーで発表したのはジェネンテックのＤ・ゲデールだった。ただし、日米企業の争いは実は大日本製薬優位に展開し、同社はＴＮＦの遺伝子を最初に分離していながら、企業秘密の観点から、これを学術論文として公表しなかった、との説も語り継がれている。

現代では他の免疫細胞もＴＮＦを作ることが知られている。また一部のリンパ球が作る「リンフォトキシン」と呼ばれる情報伝達分子がＴＮＦと同じ受容体と結合してＴＮＦと同類の働きをすることもその後、判明。両者を区別する時は、本来のＴＮＦを「ＴＮＦ－α」、後に見つかった分子を「ＴＮＦ－β」と呼んでいる。

◆敗血症性ショックを起こしたTNF

「夢の抗がん剤」を目指してTNFの医薬化に乗り出した日米の有力企業。ところが彼らはほどなく予想外の事実にうろたえることとなった。TNFはがん細胞を殺しはするが、その一方で敗血症性ショックという深刻な副作用を引き起こし、患者の生命を奪いかねない恐れが判明したからだ。

伏線はあった。TNFを発見したオールドたちの実験で時折、実験動物のネズミがショック死を起こしていた。実は、これこそがTNFがもたらす容認しがたい悪事の一つとされる敗血症性ショックだったのだ。

ここに死の淵に立たされ体力が著しく低下した病人がいるとする。この人はやがてさまざまな病原性の細菌に侵され、細菌の群れは血液に乗って全身に広がっていく。高熱も出るし、倦怠感も生じる。さらにひどい場合は意識も失うし、多臓器不全も起きる。

これが敗血症と呼ばれる症状で、がんのせいで死ぬ場合でも、肺炎で死ぬ場合でも、最後の死因の八割前後は敗血症だといわれている。ところが敗血症性ショックは、敗血症を起こしてただでさえ命が危うい状況にある患者にショック症状を引き起こし、容態をさらに悪化させるやっかいきわまりないものなのだ。

つい先ほど、敗血症はさまざまな病原菌のせいで起こると語ったが、この病原菌の中に「グラム陰性菌」が混じっているとしよう。グラム陰性菌とは「グラム染色」という方法で染色すると細胞壁の成分が反応して、赤色に染まる細菌のこと。大腸菌やサルモネラ菌などがこの仲間だ。

問題となるのは、このグラム陰性菌。グラム陰性菌の細胞壁には敗血症性ショックを引き起こす内毒素（エンドトキシン）が潜んでいる。ただし内毒素は普段は、そこから放出されることはない。

ところが個々の病原菌には自ずから寿命というものがあり、病原菌が死ぬと、細胞壁が壊れて毒素が人間の体内に流れ出てしまう。

この毒素はいずれ、免疫の偵察細胞、マクロファージの群れに発見される。するとマクロファージはＴＮＦを放出しＴＮＦは血液に溶け込んで血管の内皮細胞を殺してしまう。がん細胞を殺す時と同様、細胞表面の受容体と結合して、その細胞に自殺を命じるのだ。こうして、体力が著しく衰えていた患者は敗血症性ショックに見舞われ、生命が失われかねない状態へといたる。

ちなみに病原菌が死ぬと放出される内毒素と違って、生きている病原菌が積極的に放出する毒素のことを外毒素という。北里柴三郎が研究した破傷風菌が出していた毒素がこれにあたる。

◆抗がん剤の夢消失

こうして黄色ランプが灯ったＴＮＦについては、もっと衝撃的な事実が一九八六年に米国から伝わってきた。ＴＮＦは悪液質の犯人でもある、というのである。

がんやエイズなどの末期患者にはほぼ一致した症状が現れる。体重が減り、ほおはやせこけ、肌は青白く貧血にもなる。これが昔から、医師たちが悪液質と呼んできた症状だ。

では悪液質の犯人は何か。体の代謝を健康時とは逆の方向に向かわせる何かがあると考えた米ロックフェラー大学の研究グループは原因物質を突き止め「カケクチン」と名付けた。ところがカケクチンの遺伝子を分離し配列を解読したところ、カケクチンとＴＮＦは同一物質であることが判明したのだ。

ジェネンテックと大日本製薬の研究者はこの知らせにどれほど驚いたことだろうか。彼らががん細胞を消滅させると信じたＴＮＦは末期のがん患者を苦しめる悪液質の原因物質でもあったのだ。

敗血症性ショックを起こすだけでなく悪液質の犯人であることも判明したＴＮＦ。ＴＮＦをがんの特効薬とする夢は露と消えた。

漏れ伝え聞くところによれば、衝撃が大きすぎたせいなのだろうか、大日本製薬には、この時、発想を転換してＴＮＦの働きを阻害する抗ＴＮＦ抗体で新薬を作ろう、という心の余裕は残っていなかったという。

◈「ならば抗体で敗血症性ショックを治療」

しかし米国には次の挑戦へと向かった企業がいた。セントコアというベンチャーだった。セントコアの研究者たちのアイデアは逆転の発想の産物だった。ＴＮＦがさまざまな悪さをする悪者だ、というのなら、その事実を甘んじて受け入れよう。そして、悪者のＴＮＦの働きを封じることで改めて、医薬化の道を探ろうではないか、と。

彼らの描いた構想はこうだった。敗血症性ショックはＴＮＦが受容体と結びつくことで起きる。ならば抗ＴＮＦ抗体を作って抗体にＴＮＦを捕まえさせれば、ＴＮＦは受容体と結合することができなくなって敗血症性ショックは起きなくなる――。

ことがうまく運べばこの抗体は敗血症性ショックを防ぐ大型医薬に成長するだろう。敗血症性ショックを起こし、生命を落とす人は膨大だ。成功すれば大きな市場も開けてくるだろう。

時は一九八〇年代。モノクローナル抗体を作る道具立ては既に整っていた。研究者は全力を傾けて抗ＴＮＦ抗体の開発へと乗り出した。そして一九九〇年にネズミの抗体と人間の抗体を合体させたキメラ抗体を開発した、と公表する。

この抗体の一般名は「インフリキシマブ」といった。敗血症性ショックから人の生命を守る画期的な抗体医薬への期待は大いに高まった。

ところが抗体の効用を調べる臨床試験が米国で始まってほどなく、研究者を打ちのめす事実が明らかになった。敗血症を起こした人たちに新薬を投与しても、敗血症性ショックを防ぐ効用はほとんどなく、死亡率は少しも下がらなかったのだ。

抗TNF抗体は、いったい、どうして敗血症性ショックを防げなかったのか。実は今でも、その原因は分からない。この抗体が人間の体の中でTNFを捕捉する能力を持つことは疑いの余地はない。しかし現実には敗血症性ショックを防げなかった。

TNFは短い時間で急速・大量に発生するが、ショックを起こした後には急速に姿を消してしまう。こんな事情のせいで抗TNF抗体はTNFを捕まえられなかったのだろうか。それとも、病状が一線を越えてしまうと、どんな良薬を投与しても急性のショックには効果がないということなのか。謎は深い。

◆リウマチ治療薬として成功

こうしてセントコアの研究者も経営陣の誰もが抗TNF抗体の前途に絶望したかに思えた時、救世主が現れた。英ロンドン大学のフェルドマンとメイーニの二人だった。フェルドマンは免疫の研究者、メイーニは関節リウマチが専門の医師である。

彼らはこう考えた。ＴＮＦの動きを封じる抗体は急性の敗血症性ショックは抑えられなかった。しかし関節リウマチのような慢性の病気ではＴＮＦは患部でジワジワ増加していくはずだから抗体でＴＮＦを捕まえられるのではないか、と。

この着想にはしっかりとした根拠があった。リウマチが進んだ関節の滑膜では炎症性の情報伝達分子が洪水のように発生し、穏やかならざる炎症を引き起こすことが現代では知られているのだが、一九八〇年代の末期にこの二人は、リウマチ患者の滑膜でＴＮＦが大量に発生していることを突き止めていたのである。

メイーニとセントコアはまもなく抗体を使って臨床試験を開始した。リウマチ患者に抗ＴＮＦ抗体を投与して、医薬としての効用や副作用を慎重にチェックするのである。一九九〇年頃のことだ。

そして「奇跡」は起きた。階段の手すりにすがらないと上り下りできなかった患者に抗体を何回か投与した後のある日のこと。その患者が階段を軽やかに駆け下りてくる劇的な効用を医師たちは目にしたのだった。この光景はビデオに記録され、多くのリウマチ患者に元気を与え続けている。

こうして息を吹き返したセントコアのインフリキシマブは、一九九九年にリウマチ治療薬として米食品医薬品局（ＦＤＡ）から承認され、一般の医療機関での使用も始まった。製品名はレミケードである。

フェルドマンとメイーニはリウマチの治療に著しく貢献した、として二〇〇三年にアルバート・ラスカー臨床医学研究賞を受賞した。ラスカー賞はラスカー財団が設けた米医学界最高の賞である。

第八章　自然免疫物語

◈"死語"から復活した自然免疫

こんなことを言うと専門家からお叱りを受けるかもしれないが、しばらく前まで自然免疫は免疫の世界で死語に近い存在だった。当時、知られていた自然免疫の営みはあまりに原始的で、私たちに「二度なし」の体質を与えてくれる従来の免疫と比べるべくもない存在だ、と多くの研究者が思いこんでいたからだ。

メチニコフが発見したアメーバのような姿をしたマクロファージの食作用を思い出してほしい。この免疫細胞のやることといったら、出会い頭に見つけた病原体をただ粗雑に食い散らかすだけ。知的な要素はひとかけらも感じられなかった。

これに比べて私たちが慣れ親しんだ免疫の何と頼りがいのあることか。一度戦った外敵の顔はきっちり覚え、体内に入り込んだ病原体の種類によって繰り出す抗体をその都度、変化させせ、病原体を狙い撃ちしてくれる。

自然免疫などとるに足らず。なくても全く困りはしない。こうして自然免疫は長らく無視されるがままになっていたのだった。

しかし、こんな頑迷な免疫観は二十一世紀に入ると根底から変更を迫られた。大阪大学の審良静男（あきらしずお）によって、粗雑の極みに思えた食細胞が実は精巧な病原体センサーを十種類以上も備えた賢い細胞であることが明らかになったためだ。

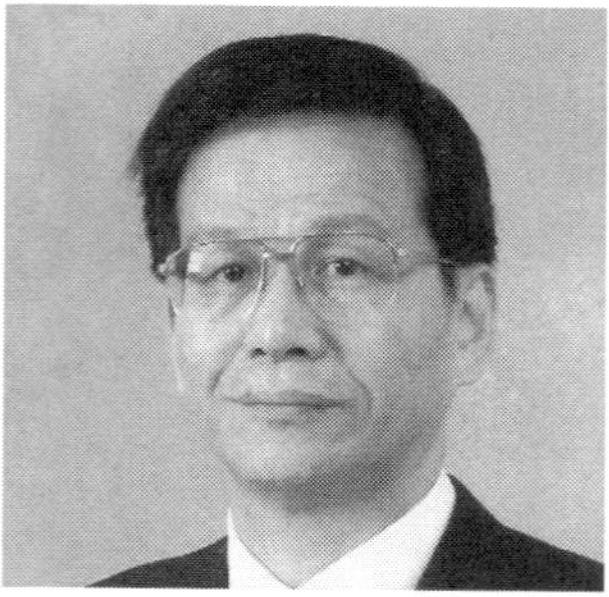
審良静男

何より衝撃的だったのは、この病原体センサーが病原体の中に潜む遺伝子さえ探知できる能力を秘めていたことだ。

定説に従う限り、生命体の遺伝情報を刻んだ遺伝子は免疫とのかかわりは一切ないはずだった。ところが審良の発見したセンサーは病原菌やウイルスの体内にある病原性の遺伝子を探知していた。生命科学の常識をひっくりかえす事実を知らされた研究者の驚きはいかばかりだっただろうか。

病原体センサーによって戦う相手が何者かを知ったマクロファージは即座に情報伝達分子を放出して仲間の免疫細胞に指示を出し病原体との戦いを始める。これもまた過去には知られていなかった自然免疫の重要な営みだ。

こうして存在感を増した自然免疫の前に、研究者たちは次第に自然免疫の重みを認め、基本的な言葉遣いさえ改めるにいたった。かつて免疫と呼んでいた営みを獲得免疫と呼び、これを自然免疫と対比する形で論じるようになったのだ。

これからしばらく語るのは審良の活躍を縦糸に、彼によって明らかになった数々の画期的な成果を横糸として紡いだ自然免疫の物語である。

◈〝独立〟が転機に

教授となって自分の研究室を手にし、思うがままに研究を始めたのが四十三歳の時というのだから、研究者としての〝独立〟はさほど早くない。むしろ准教授として若い時から独自の研究ができる最近の研究者と比べると自立は遅かったかもしれない。今、自然免疫研究の第一人者として知られる審良が無名に近かった頃の境遇である。

大阪大学の細胞工学センターで長らく助手や助教授を務めた審良に転機が訪れたのは一九九六年一月、兵庫医科大学の教授に転出した時だった。

審良は岸本が大切にかつ厳しく育てた秘蔵っ子。遺伝子の解読に頭抜けた才覚を発揮し情報伝達分子のインターロイキン6に関連した研究を手がけてきた。インターロイキン6が細胞表面の受容体と結びついた後、シグナルを核へ伝える細胞内信号伝達分子「ＳＴＡＴ３」の発見は、助手時代の彼の代表的な成果だ。

ここからは筆者の一人、中嶋の目線でしばらく物語を語っていくのだが、当時、岸本研究室は文字通り、世界の免疫研究をリードし続けていた研究室だった。インターロイキン６とこれに続く受容体の発見は世界的な快挙で、岸本の執筆した研究論文は世界で際立って高い引用度を誇っていた。

それがゆえに審良の研究は岸本が作り上げた世界の中に善かれ悪しかれ、とどまらざるをえなかったことも否定できない。

ＳＴＡＴ３に関連して、審良が当時、進めた研究にはこんなものがある。「Ｍ１細胞」という骨髄系の白血病細胞をインターロイキン６で刺激すると、それまで増殖を重ねていた白血球の増殖が停止し、白血球がマクロファージに分化する。審良が研究の対象としたのは、このプロセス中に現れる未知の分子群。彼はその分子を捕らえては、遺伝子を突き止める研究に没頭した。

これはこれで専門家には学術的に意味がある研究として評価されるに違いない。だが重箱の隅をほじくる、器の小さな研究との印象もぬぐえない。もし、審良が阪大に居続けスケールの小さな研究を続けていたら、彼のその後の飛躍と成功はなかったかもしれない。

◈成果出尽くし焼け野原だった免疫分野

審良は兵庫医大に移ってどんな研究を始めたか。

彼は異動のしばらく前に科学技術振興機構が戦略的創造研究推進事業（ＣＲＥＳＴ）と銘打って実施している研究プロジェクトに応募して幸いにも認められ、研究資金は確保できていた。ひとまず研究の足がかりとしたのは、阪大時代に白血病細胞をインターロイキン6で刺激して捕らえた「ＭｙＤ」という遺伝子群。彼はこれらの遺伝子を壊してノックアウトマウス（遺伝子欠損マウス）を作った。

遺伝子を意図的に壊すのは、その遺伝子の働きを突き止めるのが目的だ。遺伝子操作で遺伝子を働かないようにしたネズミを作り、正常なネズミと比べて変化があれば、そこから遺伝子の本来の働きを突き止めることができる。ただし、この研究も大づかみにいえば阪大時代の延長である。

だが、あまり審良を責められない事情もあった。というのは、この時、免疫という研究分野はいわば焼け野原。一九八〇年代から一九九〇年代前半にかけて世界中で起きた情報伝達分子の発見競争はすさまじく、岸本やそのライバルたちによってあらかた成果は発表されつくしていたからだ。

もはや免疫学という学術領域には研究者がメジャーな存在になっていくための骨太の研究テーマは残っていないのではないか。こんなあきらめの声もチラチラする時にたまたま居あわせてしまったのが審良だった。

二十一世紀に入って十年近くがたった今、審良は世界の自然免疫研究をリードする第一人者の地位を確保している。それは彼の才能と流した汗の賜物だ。しかし、そうした審良であってもスタート当初は、過去の研究の遺産に頼り、地味な研究から始めざるをえなかったのである。

◆兵庫医大の中西と共同研究

研究資金もあるし、研究のタネも少しばかりはある。しかし将来の展望はあまり開けていない。こうした審良を取り巻く状況に少し変化が起きたのは彼が、兵庫医大教授の中西憲司らの依頼でインターロイキン18という情報伝達分子のノックアウトマウスを作り共同研究を始めた頃だったろうか。

インターロイキン18は、当時、兵庫医大教授の岡村春樹が突き止めたばかりの新しい情報伝達分子で、中西は岡村と新分子の働きの解明に取り組んでいた。

やや専門的になるが、審良の好奇心を大いにくすぐったのは、この情報伝達分子がインターロイキンの長兄であるインターロイキン1と同様、いわゆるインターロイキンファミリーの中で異端児的な存在であることが判明したことだ。

インターロイキン1は最初に見つかったインターロイキンでありながら、その後に発見された二男、三男をはじめとした弟の分子群とは、受容体が全く異なるタイプであることが知られていた。

また、審良はインターロイキン18のノックアウトマウスを作っただけではあきたらなかったのか、彼の持ちネタともいえるMyD遺伝子とのかかわりも調べ始めた。MyD遺伝子を欠損させたネズミにインターロイキン1やインターロイキン18を注射して、どんな反応が起きるか克明に調べたのだ。

すると面白いことが分かった。MyD遺伝子のうち「MyD88」という遺伝子をなくしたネズミはインターロイキン1にもインターロイキン18にも反応を示さなくなった。つまりMyD88というシグナル伝達分子は二つの情報伝達分子が担うシグナルの伝達にかかわっていたのだった。

さらに意外な事実も判明した。MyD88分子はインターロイキン1やインターロイキン18の受容体と非常に似た構造をしていた。いったい、これは何を示唆しているのだろう。審良の関心は次第に高まっていった。

◆LPSを与えても死なないネズミ

兵庫医大であわただしい日々を過ごしていた一九九七年のある日、審良は学生実験に立ちあっていた。特定の遺伝子を欠損させたノックアウトマウスには本来の生体反応がなくなることを学生に教えるための実験である。

ところが予想外の〝事件〟が起きた。学生が審良に奇妙なことを伝えにきたのだ。「先生、ちょっと変です。このネズミ、いくらLPSをうっても死にません」。「LPS」とは脂質と多糖でできたリポ多糖のこと。敗血症性ショックを起こすグラム陰性菌の細胞壁の成分として知られる物質だ。

リポ多糖を注射された実験動物のネズミはほぼ例外なく激しい敗血症性ショックを起こして一時間以内に死んでしまうことが知られている。ところが実験ではリポ多糖をうっても死なないネズミが現れた。そこで学生は不思議に思って審良に実験結果を伝えてきたのだった。

異変を知らされた審良は学生以上に驚いた。実験に使ったネズミはMyD88のノックアウトマウス。このネズミでもリポ多糖によって敗血症性ショックが起きるはずなのだ。ほんの一瞬とはいえ、審良は実験の指導教官として面目を失った。

だが、たちどころに好奇心が湧いてきた。いったい何がネズミの体で起きているのか。MyD

88遺伝子が読み解かれて誕生するMyD88分子は生体の中でどんな役割を果たしているのか。審良は懸命に知恵を絞り推理を働かせた。

ひょっとするとMyD88はインターロイキン1やインターロイキン18だけでなく、グラム陰性菌のリポ多糖がからんだ生体信号の伝達にかかわっているのではないか。生き物の細胞の表面にはリポ多糖が結びつく受容体が存在していて、その受容体はリポ多糖と結合して発生したシグナルを、細胞内部のMyD88分子に受け渡すことで、敗血症性ショックを起こしているのではないか——。

こう考えれば、MyD88をノックアウトしたネズミになぜ敗血症性ショックが起きなかったかうまく辻褄があう。

とはいえ、これはまだ仮説にすぎない。審良は早速、リポ多糖と結びつく受容体を探し始めた。もし敗血症性ショックの引き金を引く受容体が発見できれば、世界初。研究者として審良の血が少なからず騒いだことは否定できない。

◈グリックの失敗と審良の失敗

学生の実習に立ちあった審良の経験は、一九五〇年代に米国でブルース・グリックという若い大学院生がおかした失敗に通じるものがある。

グリックはある時、ニワトリの肛門の付け根にある「ファブリキウス嚢（のう）」という正体不明の組織に興味を持ち、これを取り除いてみた。だがニワトリには全く変化が起こらず、彼はがっかりし関心を失ってしまった。

ところが、その後、想像を絶する事件が起きた。異物を生き物の体に入れると、体内では異物と戦う抗体ができる——こうした免疫の基本原理を学生たちに教える実験でグリックの同僚のトニー・チャンがこのニワトリを使ったところ、ニワトリの体には抗体ができず面目を失ってしまったのだ。

なぜ、こんなことが起きたのか。ニワトリのファブリキウス嚢は人間でいえばBリンパ球を作る骨髄の役割を果たしていた。だからファブリキウス嚢を除去するとBリンパ球は作られず、そこから生まれるはずの抗体も誕生しなくなっていたのだ。

こうしてグリックの失敗は図らずも、抗体を作るBリンパ球という免疫細胞とBリンパ球を生み出す源の組織の存在をあぶり出す素晴らしい研究成果につながった。ファブリキウス嚢は「Bursa of Fabricius」。Bリンパ球の語源はこの「Bursa」だといわれている。

審良がこれから歩むのも、グリックがたどった道と同じ道。学生実験の際に起きたささやかな失敗をテコとして、彼は自然免疫の世界を切り開いていく、ことになる。

一言、付け加えると、審良にとって阪大から兵庫医大への異動は必ずしも本意ではないものだった。審良は一度、臨床医になった後に研究者を志した人間。多くの学生を抱えて教育者としての義務が増大する新しい職場で十分な研究ができるか最初は不安も覚えたに違いない。

だが人間、万事塞翁が馬。兵庫医大で受け持った学生実験で遭遇した事件を機に審良は飛躍することになったのだから、人生は波乱に富んで面白い。

◆仏ホフマンがToll「発見」

ここで目を少々、海外に移してみよう。審良がＭｙＤ88に導かれて自然免疫の入口にたどりつくより少し前、世界では従来の免疫学にあきたらない何人かの気鋭が、ショウジョウバエから見つかった「Ｔｏｌｌ（トル）」という遺伝子を突破口に先駆的な研究を展開していた。

Ｔｏｌｌはドイツ語で「奇妙な」「狂った」などを表す言葉。なぜこんな名前がつけられたかというと、突然変異などでこの遺伝子を失ったショウジョウバエの幼虫の背中と腹部には異常が生じ、体の上下の区別がつかなくなったからだ。

遺伝子が壊れてある性質が失われれば、それが本来、持っている遺伝子の性質であることが分かる。つまりＴｏｌｌの正体は背中と腹部の正常な分化に欠かせない遺伝子だった。一九八〇年代に判明した発生生物学上の貴重な成果である。

ところが一九九六年にいたって、フランスの国立科学研究センターのＪ・Ａ・ホフマンが驚きの研究成果を発表する。ショウジョウバエは彼らにとって大敵のカビと戦うために抗菌ペプチドを使うことは広く知られているが、その際にＴｏｌｌを使っている、というのである。

これが事実なら、Ｔｏｌｌという遺伝子は、体の分化と免疫の二つにかかわっていることになる。ホフマンの成果を知らされた研究者たちは想像を超えた生き物の遺伝子の使い方に驚愕した。

現代ではＴｏｌｌはショウジョウバエだけでなくあらゆる昆虫が持つ遺伝子で、その遺伝情報が読み解かれて出現するたんぱく質は、外敵を探知する病原体センサーの役割を果たしていることが知られている。体内に侵入したカビをセンサーが感知すると抗菌ペプチドに出動命令が下るのである。

◈人間にも病原体センサー

まだ驚きは終わらない。ホフマンの成果に触発され、昆虫のＴｏｌｌに類似するたんぱく質が人間の体にもあるに違いないと予想した研究者たちが新たな探索を始め、実際に人間版のＴｏｌｌを発見したからだ。

一番乗りを果たしたのは米エール大学のＣ・Ａ・ジェーンウェイとＲ・メジトフ。彼らはこれを「ヒトＴｏｌｌ」と呼んだ。ホフマンの発表からまもない一九九七年のことだった。

成果はなお続く。ジェーンウェイらの発表からまもなく米国のF・バサーンたちはコンピューターを駆使して膨大な遺伝子データベースの中から五種類のヒトToll を探し出し、これらの分子を「Toll様受容体（TLR）」と呼んだ。

TLRは「Tollに類似した受容体」の意。「Toll-like receptor」の頭文字をつづったものだ。五種類の分子には「1」から「5」の数字が割り当てられた。つまりTLRを「TLR1」や「TLR5」と呼ぼうというのである。

ただし、この時点ではTLRが人間の免疫にどうかかわっているか詳細は分かっていない。分かっていたのは、大づかみにいえば、昆虫の自然免疫に欠かせないTollと類似する病原体センサーがいくつか人間の体内にも存在する、ということだけだった。

日本では、審良がリポ多糖を注射しても死なない不思議なネズミに偶然、遭遇し謎解きに着手していた。いよいよ謎に満ちた自然免疫の世界が解き明かされる時が近づいていた。

◈データベースで類似遺伝子を収集

米国のジェーンウェイらの成果を知った審良はどんな反応を見せたのだろうか。何より驚いたのは人間の病原体センサーTLRが、何とした偶然か、審良がついしばらく前まで研究していたインターロイキン1やインターロイキン18の受容体と酷似していたことだった。

審良が想定した病原体センサーTLRとシグナル伝達分子MyD88の関係

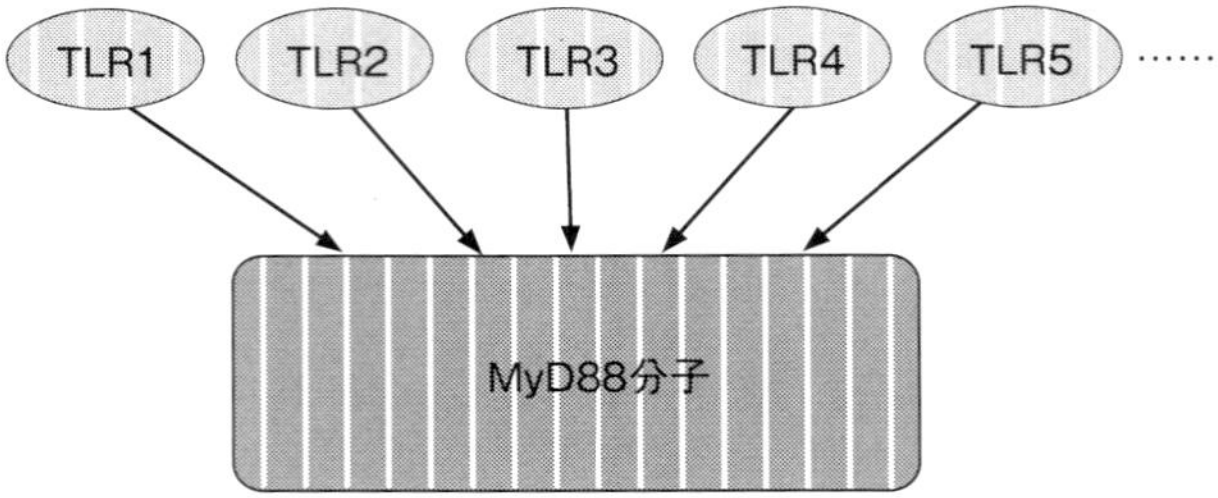

TLRは病原体成分を感知すると、細胞の中のMyD88分子に信号を受け渡している

インターロイキン1やインターロイキン18が担う生体シグナルは細胞表面の受容体に受け渡され、さらに細胞内部のシグナル伝達分子ＭｙＤ88に伝えられる。ならばインターロイキン1の受容体と構造がそっくりなＴＬＲの信号もＭｙＤ88に伝わるのではないか。

さらにいえば発見が伝えられた病原体センサーＴＬＲのいずれかは敗血症性ショックを起こすリポ多糖の受容体ではないか。証拠はないが、その可能性は極めて高い。審良はこう思ったことだろう（イラスト参照）。

審良は早速、ＴＬＲと類似した遺伝子を探し始めた。幸い、この時期は世界の研究機関が利用できる遺伝子データベースが充実していたし、審良は遺伝情報の解読が得意だった。ほどなく審良はデータベースからＴＬＲとみられる遺伝子を多数、見つけ出した。その数は、米国で報告されたものを含めて十個以上にも及んだ。

次は、そのＴＬＲの群れの中からリポ多糖の受容体を探し出す段階だ。読みが正しければ、リポ多糖の受容体は群れの中にある。審良は慎重に注意深くＴＬＲ１、ＴＬＲ２、ＴＬＲ３、ＴＬＲ４……とＴＬＲ遺伝子を欠損させたネズミを順に作り、それぞれにリポ多糖を注射した。

　実際に死なないネズミが出現したら、そのネズミが失ったＴＬＲこそリポ多糖と結びつく受容体であることが判明する——。

◈タッチの差で敗北

　一九九八年もまもなく暮れるかという時期、審良は心弾む時を過ごしていた。精魂を傾けた研究にほぼメドをつけ、研究の最終章といえる論文の執筆に入っていたからだ。

　審良は既にリポ多糖に対して不死身なネズミを作り上げていた。ＴＬＲのうち四番目、つまりＴＬＲ４がリポ多糖と結びつく受容体であることを彼は突き止めたのだ。ＴＬＲ４の遺伝子を欠損させたノックアウトマウスは、遺伝子が読み解かれてできる受容体に異変が生じ、いくらリポ多糖を与えても敗血症性ショックは起こさなかった。

　審良たちは論文を投稿する科学誌として英ネイチャーを想定していた。ネイチャーは米サイエンスと並び世界的な科学論文誌として知られる存在。気位は高く、編集部は投稿された論文をボツにしたり筆者に書き直しを求めたりすることがしばしばある。

だが免疫の分野に一石を投じる我々の論文を彼らは軽んじはしまい――審良は大きな仕事をやりとげた自信と誇りを胸に論文を書き進めた。

ところが、ある日のこと、審良を打ちのめす事件が起きた。米国のスクリプス研究所（カリフォルニア州）のB・ボイトラーが米サイエンスに審良たちの成果と瓜二つの成果を発表したのだ。

ボイトラーの論文にはこうしるされていた。「TLR4遺伝子に欠損のある変異マウスはリポ多糖を注射されても生き延びる」。審良は論文を一読して「負けた」とさとった。

スポーツの世界でも学術の世界でも輝かしいスポットライトが当たる分野には才能にあふれる人材が集まり覇を競う。時にはライバルに先んじて勝利をおさめ称賛されることもあれば、逆にタッチの差で敗れることもある。審良は勝負の厳しさを痛感したことだろう。

審良たちはあわてて研究論文を米国の免疫学会誌に送ったが、掲載されたのは年が明けた一九九九年。生命科学の歴史の上ではみかけ上、一九九八年に成果を公表した米国グループより「一年」も後れをとってしまった。

同様の事件は約三十年前、インターフェロンの遺伝子発見を日本の気鋭同士が競った際にも起きている。競い合ったのは癌研究会癌研究所の研究員だった谷口維紹（たにぐちただつぐ）（現・東大教授）と東大を離れスイスのチューリヒ大学に留学していた長田重一（ながたしげかず）（現・京大教授）の二人だった。

谷口が一九七九年十二月にβインターフェロンの遺伝子発見を発表すると、長田は間髪容れず一九八〇年三月にαインターフェロンの遺伝子発見を公表するほどの際どい勝負を演じたものの、年表の上では一年の差が表れた。

後日、事情を知らぬ者が「一年遅れたのか」という無遠慮に問うた時、長田は「いや違う、三ヵ月だ」と憮然として応じたことさえあった。審良のくやしさも並々ならぬものがあったに違いない。

◆他のTLRで巻き返し

このまま負けてばかりはいられない。審良は落胆したものの、やがて気力をふりしぼって巻き返しへと打って出た。次の研究を始めるのだ。

幸い、研究のタネは充実していた。まだ働きが解明されていない十個余りのTLRだ。しかも審良は、これらの遺伝子をノックアウトしたネズミを作り終えている。「最初は負けたが残りで勝とう」。審良はこういって己を奮いたたせた。

問題はそれぞれの受容体が何を認識しているか、ということだ。TLR4という受容体はグラム陰性菌が持つリポ多糖という病原体成分を感知していた。そこで審良は過去に公表された研究論文をチェックし、TLRの感知の対象となりそうな病原体の成分や免疫の刺激物質を調べあげた。

ただし、これらの中にはTLRが感知しないものも含まれている。TLRが感知するものと感知しないものをどうやって区分けするか。その際に役立ったのがMyD88をノックアウトしたネズミだった。

敗血症性ショックは、細胞の表面にあるTLR4が病原体成分のリポ多糖を感知し、その信号を細胞内部のMyD88分子に受け渡すことで始まる。それと同様、他のTLRも病原体成分を感知すると、MyD88分子に信号を受け渡していると考えてもまず間違いはない。

ここまで思いをめぐらした審良にあるアイデアが閃いた。それは、MyD88遺伝子をノックアウトしたネズミをふるいのように使い、病原体成分がTLRの感知する対象か否かを見極める方法だった。

ある病原体成分をノックアウトマウスに注射してみよう。通常のネズミなら病原体成分に対して、マクロファージなどの免疫細胞が敏感に反応し情報伝達分子を放出する。しかしMyD88を壊したネズミでは、外敵感知の情報が免疫細胞の内部に伝わらないから、免疫細胞は情報伝達分子を放出することはない。

つまり通常のネズミに注射した時は体内に情報伝達分子が現れるが、ノックアウトマウスに注射した時は情報伝達分子が現れない。この条件を満たす病原体成分が、病原体センサーTLRの感知対象の有力候補として浮上するわけだ。

こうして病原体成分を絞り込んだ後は、ＴＬＲ遺伝子をノックアウトしたネズミに病原体成分を注射して反応を見極める段階だ。

ＴＬＲ４の遺伝子をノックアウトしたネズミはリポ多糖に反応せず、敗血症性ショックを起こさなかったように、他のＴＬＲの遺伝子を欠損させたネズミでも病原体成分に反応しない現象が現れる。この作業を丹念に進めていけば、すべてのＴＬＲの働きは解明されるはずである。

◈二十一世紀に出現した「TLRファミリー」

今、思えば一九九八年末に審良が味わった苦い敗北は、医学の神様が彼をより高い次元での成功へと導くために与えた試練だったのかもしれない。それによって奮起した審良が巧みな工夫をこらして進めた実験は予想と期待以上の成功をおさめ、自然免疫の分野に衝撃の成果をもたらした。

何はともあれ病原体センサーＴＬＲが具体的に何を認識しているか、を示した一覧表をご覧いただきたい。これは、いわば「ＴＬＲファミリー」の役割分担表。驚くべきは、これらのほとんどが審良の成果であることと、それらが二〇〇三年頃までに明らかにされた成果であることだ。

審良が学生の実験に立ちあったのは一九九七年のこと。それから六、七年という短い期間に彼

Toll様受容体（TLR）	病原体成分	TLRが存在する場所
TLR 1+TLR 2	病原菌のリポたんぱく質	マクロファージや樹状細胞の表面
TLR 2	リポたんぱく質、グラム陽性菌のペプチドグリカン	マクロファージや樹状細胞の表面
TLR 3	一部のウイルスにある二本鎖RNA	マクロファージや樹状細胞の細胞内部
TLR 4	グラム陰性菌のリポ多糖（LPS）など	マクロファージや樹状細胞の表面
TLR 5	病原菌のべん毛	マクロファージや樹状細胞の表面
TLR 6+TLR 2	マイコプラズマのリポたんぱく質	マクロファージや樹状細胞の表面
TLR 7	ウイルスの一本鎖RNA	マクロファージや樹状細胞の細胞内部
TLR 8	ウイルスの一本鎖RNA	マクロファージや樹状細胞の細胞内部
TLR 9	病原菌やウイルスのDNA（CG配列）	マクロファージや樹状細胞の細胞内部

病原体センサーのToll様受容体（TLR）が感知する病原体成分

は、自然免疫の体系をほぼ解き明かしてしまったのだ。学問のある領域がこれほど短期間に確立されるのは異例というほかないだろう。

◆従来の免疫は獲得免疫に

その証拠というべきなのだろうか、最近、免疫の世界では私たちが慣れ親しんだ従来の免疫を「獲得免疫」と呼び、自然免疫と一線を画す研究者が多くなってきた。

獲得免疫という言葉にさほど深い意味はない。要は、病原体の二度目の襲撃から人間の体を守る免疫の営みは、一度、病原体と遭遇することで獲得できるものだから、獲得免疫である。

しかし、かつて、他に及ぶものは何もないと信じられたがゆえに「免疫」とだけ称されていた営みが言葉を変え「免疫の一部分」として語られるようになった意味は大きい。審良の研究の衝撃はこれほどまでに凄かった、ということである。

有力調査機関、トムソン・ロイター サイエンティフィックの調べでは審良の研究論文への注目度は文字通り世界のトップ級。「二〇〇六―二〇〇七年調査」こそトップを高エネルギー物理学の研究者に譲ったが、前回までは二回連続して首位を勝ちとり、毎年のようにノーベル生理学医学賞の有力候補にのぼっている。

ただし残念なことに、審良の成果を記したこの表に出てくる専門用語は素人にはいささか難しい。

例えばＴＬＲ５が感知する「病原菌のべん毛」は細菌が遊泳するために動かす尻尾のようなものだと見当はついても、ＴＬＲ７が感知する「ウイルスの一本鎖ＲＮＡ（リボ核酸）」やＴＬＲ２が感知する「グラム陽性菌のペプチドグリカン」になると頭の中には多くの疑問符が点灯してしまう。

そこで、これらの病原体成分については後ほど詳しく説明を施すことにして、しばらくは、審良の奮闘によって二十一世紀初頭に明らかになった自然免疫の世界の全体像をお話ししてみたい。

誤解を恐れずにいえば、審良の研究成果がどれほど頭抜けたものなのか、多くの読者はまだ把握しておられないだろう。しかし自然免疫の世界の全体像を理解し、さらに、それによって免疫学がどれほど修正を迫られたかを分かるにつれて、彼の研究の凄みを実感することになるだろう。

◆「免疫学ことはじめ」をもう一度

それでは改めて自然免疫を語ることにしよう。ことの始まりはあなたの体に病原体が侵入したところから。これは第二章で語った〈免疫の使徒たち〉と全く同じ状況である。

この際、思い出していただきたいのは抗体、Bリンパ球、ヘルパーTリンパ球、キラーTリンパ球、マクロファージという免疫の使徒たちだ。マクロファージには抗原提示の働きが大きな樹状細胞という仲間がいることにもご注意願いたい。

さて、そこで血液などの体液の中を漂い外敵が体内に侵入していないかパトロール中の偵察部隊、マクロファージが病原体を発見したとしよう。食細胞ともいわれるマクロファージは病原体の種類が何であれ無差別に体内に取りこんで食い殺す。従来の免疫学が教えるマクロファージの行動は何とも粗雑なものである。

その後、マクロファージは捕食してバラバラにした病原体の断片をヘルパーTリンパ球の元へ運んでいき、その断片を免疫の司令塔、ヘルパーTリンパ球に提示する。いわゆる抗原提示の営みだ。病原体を提示されたヘルパーTリンパ球は侵入者が何者であるかを知り、迎撃戦の指示・命令をBリンパ球などに与える。

するとBリンパ球は抗体を作り出し、Bリンパ球から放出された抗体は体液の中を病原体に向かって進み、先端部を使って病原体を捕まえる、という段取りだ。

だが、二十一世紀の最新の免疫学はこのようには教えない。パトロール中のマクロファージが病原体と遭遇した際、最初にとる行動は、病原体センサーを使って病原体の正体を見極めることである。

仮に侵入した病原体が代表的なグラム陰性菌で食中毒を引き起こすサルモネラ菌だったとしよう。サルモネラ菌は細胞壁の中に敗血症性ショックを引き起こすリポ多糖を持っていれば、人間の体内を遊泳するためのべん毛も持っている。

だがマクロファージがこれらを見逃すことはない。TLR4はリポ多糖をしっかりと探知するし、またTLR5はべん毛の挙動を感知する。この結果、マクロファージは外敵の正体を知ることができる。

マクロファージはこうして病原体を捕らえると、病原体の本性に応じた情報伝達分子を周囲に放出する。情報伝達分子は免疫系のメッセンジャー。近辺にいたマクロファージや樹状細胞などの免疫細胞の群れは、情報伝達分子によって外敵の侵入を知らされると〝逮捕現場〟にかけつけて、病原体を食い殺し始める。

また最初に病原体を捕らえたマクロファージが情報伝達分子を放出したように、呼び集められた免疫細胞も情報伝達分子を放出し始める。このためあたりは、さながら情報伝達分子の海と化す。

この中にはインターロイキン6やTNFなど炎症性の情報伝達分子も多数、含まれるので、体には発熱・腫れ・むくみ・痛みなどの症状が生じるだろう。

マクロファージの仲間の樹状細胞が食いちぎった病原体の断片を持って、免疫の司令塔、ヘルパーTリンパ球の元に行き、抗原提示をするのはこの後のこと。こうしてようやく獲得免疫の出番が訪れる。病原体の断片を見たヘルパーTリンパ球が侵入者が何者であるかを知り、迎撃戦の指示・命令をBリンパ球などに与える場面である。

しかし最近の研究ではここにも自然免疫が強い影響を及ぼしていることが分かってきた。実は獲得免疫は、ただ病原体の断片をヘルパーTリンパ球が見ただけでは発動しない。ある条件を満たす必要がある。

獲得免疫が動き出す条件とは抗原提示に先駆けて、病原体センサーによって病原体を感知して興奮状態となった樹状細胞が、インターロイキン6やインターロイキン12、TNFなどの情報伝達分子を放出し、ヘルパーTリンパ球を活性化させておくことだ。この条件を満たさないと、ヘルパーTリンパ球はBリンパ球に適確な指示・命令を与えられない。

こうしてみると自然免疫は獲得免疫を始動させるための引き金でもあり、免疫システム全体を働かせるために欠かせない基盤でもあることが分かる。

自然免疫の刺激で獲得免疫が動き始める際、最も多く分泌される情報伝達分子はインターロイキン6。インターロイキン6は自然免疫と獲得免疫の橋渡しに欠かせない情報伝達分子である。

◆自然免疫対獲得免疫

自然免疫と獲得免疫を詳細に比較してみよう。自然免疫と獲得免疫には大別すると四つの違いがある。

まず自然免疫はほぼすべての生物が生まれながらに持っている生体防衛の仕組みであり、獲得免疫は進化の果てに背骨を持つようになった脊椎動物が備える病原体の撃退システムである。

自然免疫が病原体を退治するために使う主要な武器は昆虫では抗菌ペプチド、人間ではマクロファージや樹状細胞などの食細胞。アメーバのようにくねくね動いて敵を食い殺す食細胞にはこのほかに白血球の仲間の顆粒球などがある。

自然免疫	獲得免疫
ほぼすべての生物に存在	高度な脊椎動物にだけ存在
免疫記憶がない	免疫記憶がある
病原体を感知すれば直ちに効果	効果が出るには時間が必要
病原体とある程度、特異的に反応	病原体と特異的に反応

自然免疫と獲得免疫の比較

また広い意味では皮膚や、鼻水やつばなども外敵から体を防御する「外壁」ともみなせるし、補体といって抗体が病原体を捕捉しようとする際に、抗体を手助けする特殊なたんぱく質も自然免疫の一員とみなされている。

二つ目の違いは、獲得免疫が一度出会った相手をきっちりと覚えてしまう「記憶能力」を持っていて、自然免疫は相手を覚える能力を備えていないことだ。人間は一度かかった病気には強力な抵抗力を身につける。これは病原体に出会った後にも次に備えて生き残るメモリーBリンパ球のおかげである。

三つ目の違いは、獲得免疫は効果が出るにはかなりの時間がかかるのに対し、自然免疫はマクロファージが病原体センサーのTLRで外敵の存在を認識するやいなや、直ちに攻撃を始めることだ。

例えば、過去にインフルエンザを患った人が再度、同じ病気にかかったとしよう。メモリーBリンパ球は過去に出会ったインフルエンザ・ウイルスの顔を覚えているから、一度目の感染と比べると動作は素早いが、それでもウイルスの捕捉に適した抗体が出動するには少々の時間が必要だ。

これに比べて自然免疫の動きは速い。ウイルスを感知したマクロファージが放出した情報伝達分子によって召集された免疫細胞がウイルスを取り囲み、抗体の到着を待たずにウイルス退治を始めてくれる。

抗体が戦いに加わるまでの間、発熱し体もだるくなる。だが、それは自然免疫が働いている証拠だ。熱が出て、体がだるくなれば人間は横になって体を休めるから治りも早い。少々の不快さや痛みは甘受すべきだろう。

四つ目の違いは免疫に特有の概念である特異性に関するものだ。

インフルエンザにかかった時、Bリンパ球から誕生する抗体はウイルスには襲いかかるが、他の病原体には見向きはしない。「襲う相手は一つ、反応する相手は一つ」。これが獲得免疫の最大の特徴とされる特異性だ。

では自然免疫はどうか。かつて自然免疫は体に侵入した病原体が何であれ、食細胞などを動員して敵を無差別に攻撃するとされていた。もし、その教えが正しいなら自然免疫の営みは非特異的で、獲得免疫と一線を画することができた。

しかし今や、私たちはマクロファージや樹状細胞がさまざまな病原体センサーを備え、外敵を判別していることを知っている。自然免疫はもはや非特異的な営みとはいえない。

しかし、そうかといって自然免疫が獲得免疫に匹敵するほど相手によって営みを変えているかというとそうでもない。獲得免疫が外敵の侵入に対応して作り出す抗体の種類は一億とも十億ともいわれる。これに比べて自然免疫の外敵判別の仕組みは大づかみ。自然免疫は「病原体とある程度、特異的に反応」するという説明が妥当といえるだろう。

◆病原菌のDNAを認識するTLR9

ここからは病原菌やウイルスが体内に備え持つ遺伝子のＤＮＡを感知する病原体センサーであるＴＬＲ９について語ることにしよう。

ここに「A Toll-like receptor recognizes bacterial DNA」と題した研究論文がある。審良が二〇〇〇年に英ネイチャーに発表して以降、他の研究者が論文を執筆する際に引用した回数が前代未聞の二千回以上に及んだモンスター論文である。

なぜ、この論文はこれほどまでに注目を集めたのか。それは、論文のタイトルとして明記された「ＴＬＲはバクテリア（病原菌）のＤＮＡを認識する」という事実が、当時の免疫学の常識を覆す衝撃的なものだったからだ。

ＤＮＡは地球上の生命体の遺伝情報が刻み込まれた物質。生命科学の世界では非常に重要な物質だが、異物を排除する免疫とはかかわりがあろうはずがないとほとんどすべての研究者は信じていた。

ところが審良の研究論文によれば、生命体は病原菌のＤＮＡを探知する仕組みを持っており、病原体センサーがＤＮＡを探知すると自然免疫を発動するスイッチが入る。これまで免疫とは無縁と考えられていたＤＮＡが免疫と深くかかわりを持つことを知らされた世界の研究者は不意を衝かれ大騒ぎになった。

驚きの連鎖は続いた。ＴＬＲ９は病原菌だけでなく、ウイルスのＤＮＡも探知することが明らかになったからだ。知的興奮は最高潮に達し、審良が掘り起こした自然免疫の世界に多数の研究者がなだれこんだ。そして彼らは新たな論文を書くたび審良の論文を引用し被引用回数は急速に増大していった。

これまで筆者の岸本には誇るべき記録があった。それは一九八六年に発見したインターロイキン６に関する研究論文の被引用回数が千六百回以上に達していたことだ。だが、もはや審良論文は岸本論文を凌駕する。記録を愛弟子に破られたことは少々、くやしくもあるが大きな歓びでもある。

◆細胞表面には存在しないＴＬＲ９

ＴＬＲ９という病原体センサーは他のセンサーと違って、居場所も異彩を放っている。

マクロファージがサルモネラ菌に遭遇した時、細胞表面にあるＴＬＲ４やＴＬＲ５が病原菌のリポ多糖やべん毛を感知する、という話は以前に語ったが、ＴＬＲ９はこれらの病原体センサーと違って細胞表面に姿はない。ＴＬＲ９のいる場所は細胞の体内、エンドソーム（小胞）という細胞内小器官の中である。

こう書くと、読者は細胞の表面でなくては病原体センサーの役割が果たせないと思われるだろう。しかしそれは杞憂だ。実はマクロファージはあたかも舌を出すかのように体の一部を外側に向けて伸ばして病原菌やウイルスを捕まえ、これを小胞の中に取り込んでいるのである。

次にマクロファージは小胞の中で病原体をバラバラに分解する。すると病原体のＤＮＡが表に出てくるので、これをＴＬＲ９で探り当てるというわけだ。

生き物の遺伝情報を刻んだＤＮＡは通常は体の奥深いところにおさまっていて、細胞の表面に姿を現すことはない。それは大腸菌などの細菌でも同じだし、ウイルスでも遺伝子は殻の中に入っていて、やはり表面には出てこない。

このためマクロファージの表面でこれらのＤＮＡを待ち構えていても捕まえるのは難しい。逮捕するなら体の中だ。少々、擬人化するとＴＬＲ９はこう考えて、自分の居場所を細胞の体内と定め、外には体を現さない戦略をとったのである。

	細菌のDNA	哺乳類のDNA
免疫細胞を活発にする働き	ある	ない
CG配列の頻度	多い	少ない
CG配列のメチル化	ない	ある

細菌のDNAと哺乳類のDNAの比較

◈CG配列を目印に

では、TLR9はマクロファージの体内で病原体のDNAと遭遇すると、何を目印にこれを「病原体のDNA」と認識するのだろうか。答えはCG配列だ。病原体のDNAにはCG配列という特殊な配列が存在していて、TLR9はこの配列を手がかりに「病原体か否か」を判断している。

少し、回り道になるが説明を試みよう。DNAには、四つの文字（塩基）で遺伝情報が書き込まれている。「A（アデニン）」「T（チミン）」「G（グアニン）」「C（シトシン）」だ。

これら四つの塩基によってDNAに刻まれた情報は生き物の体を形作るたんぱく質の設計図。読み解かれた情報からアミノ酸が誕生し、誕生したアミノ酸は組み合わさってたんぱく質を作っていく。

これに対して問題のCG配列とは六つの塩基を基本とする配列で、「AACGTT」や「GACGTT」のように中心部にCとGが隣りあって並んでいる。

たんぱく質を作る遺伝情報として働いているわけではなく、無意味に思えるこの配列はなぜか人間のような哺乳類や植物には少なく、病原体に多く存在しているのが特徴だ。

　このためＴＬＲ９は、探知したＤＮＡの中にもしＣＧ配列が存在するならば、このＤＮＡの持ち主は病原体である、と判断することができるのだ。

◆「メチル化」の有無でも判断

　だが、ここで慎重に考慮しなければならないことがある。それは「Ｃ」と「Ｇ」が隣りあったＣＧ配列は、病原体ほど高頻度ではないにしろ人間の細胞の中にも少々、存在することだ。

　人間の遺伝子の数は二万数千個あり、遺伝情報は約三十億文字に相当する塩基でつづられている。その中にＣＧ配列が現れることは確率論からみて避けられないし、その配列がマクロファージの体内に取りこまれる機会も少なくない。

　人間の体には約六十兆個もの細胞があり、毎日、膨大な数の細胞の寿命が尽きる一方、代わりに新しい細胞が誕生している。その際、死んだ細胞の後始末をしているのは食細胞のマクロファージ。その結果、食べた細胞のＤＮＡに点在するＣＧ配列と、マクロファージの体内のＴＬＲ９は限りなく接近する。

　もし、ここで病原体センサーＴＬＲ９が人間のＣＧ配列を、病原菌やウイルスのＣＧ配列と間違って認識すればどうなるか。免疫の司令塔、ヘルパーTリンパ球が免疫細胞に人間を攻撃する指示を発する危機が発生する。

だが自然免疫は危機を回避する方策も備えていた。人間のCG配列を構成するCという塩基に炭素一個と水素三個でできたメチル基（CH_3－）をくっつけ、いわゆる「メチル化」という措置を施していたのだ。

メチル基はそのCG配列が人間のものであることを示す標識。この標識があれば、TLR9は人間のCG配列を病原体の配列と誤認することはない。つまり、自然免疫はメチル化の有無で「自分」と「外敵」を区別していたのだ。

しかしながら、もう一言、付け加えるならここまで語った自然免疫の仕組みは必ずしも完璧ではない。なぜなら、人間の体の中にはメチル化されていないDNAのCG配列が少数ながら存在すると考えられるからである。

メチル化されていないDNAのCG配列は免疫の敵。免疫はCG配列を攻撃する抗体つまり抗DNA抗体を繰り出すこととなる。人間の生命と健康を守ってくれるはずの免疫は時に、自らの体に牙をむき自己免疫疾患を引き起こすが「非メチル化CG配列」はその有力な容疑者の一人である。

◆RNAウイルスを感知するTLR7

自然免疫はDNAだけでなくRNAも監視している。病原菌以上の悪玉というべきウイルスには、遺伝子としてDNAを持つもの以外に、インフルエンザ・ウイルスやエイズ・ウイルスのようにRNAを持つものが少なからずいるからだ。

その役割を担うのは病原体センサーのTLR7とTLR8。DNAを監視するTLR9と同様、これらもマクロファージなどの体内の小胞の中にある。

ウイルスは遺伝子を殻で覆っただけの奇妙な存在だが、その一部がRNAを遺伝子として使っているのは、もっと奇妙な事実だ。

私たち人類をはじめとした地球上の生命体はほぼ例外なく遺伝子にDNAを使う「DNA生命体」。DNAから遺伝情報を読み解いてたんぱく質を作る時、遺伝情報をいったんDNAからRNAに転写してから遺伝情報を解読する作業を行っている。つまりRNAの役割は情報移し替え用の記録テープにすぎない。

天然痘ウイルスのようにDNAを遺伝子として使うウイルスでも同じこと。DNAウイルスは人間に感染すると、DNAに刻まれた遺伝情報をRNAに転写し、宿主細胞のたんぱく質合成機構を借用して自分の体を再生産している。ここでもRNAは記録テープにすぎない。

ところがＲＮＡウイルスでは様相は異なってくる。ＲＮＡウイルスはたいてい一本鎖のＲＮＡを遺伝子として持ち人間の細胞に感染すると、そのＲＮＡに刻みこまれた遺伝情報を使って自分の体を再生産する。

ＲＮＡウイルスの中にはもっと奇妙なウイルスもいる。ＲＮＡに刻まれていた遺伝情報をいったんＤＮＡに変え、感染した細胞の中にＤＮＡの形で潜り込むタイプの「レトロ・ウイルス」でエイズ・ウイルスがその典型だ。

このように複雑怪奇に振る舞うＲＮＡウイルスへの対処を誤れば、人類という種は強烈なダメージを受けかねない。だからこそ自然免疫はＲＮＡウイルスを感知する病原体センサーも編み出したといえるだろう。

◈イミダゾキノリンを足がかりに

ＴＬＲ７やＴＬＲ８が「ＲＮＡセンサー」であることはどのようにして突きとめられたのか。

実はこの二つはＴＬＲファミリーの一員として何らかの病原体成分を探知していることは確実視されたものの、具体的に何を捕捉しているかなかなか分からず、審良をかなりてこずらせた病原体センサーだった。

真相究明のきっかけとなったのはウイルスを抑制する抗ウイルス剤のイミダゾキノリンだ。化学合成で作られたこの物質は、従来の抗ウイルス剤と違い、体に注射すると免疫を刺激して情報伝達分子のインターフェロンを分泌させ、ウイルスの増殖を阻害することが経験的に知られていた。

カンのいい読者は、そのわけはイミダゾキノリンを病原体センサーのＴＬＲが捕捉したせいだと思われたことだろう。審良もそう予測したのか、ノックアウトマウスを使って早速実験を開始した。

ノックアウトする遺伝子はＴＬＲ７。期待通りネズミはイミダゾキノリンを与えてもインターフェロンを分泌せず、ＴＬＲ７がイミダゾキノリンを感知する働きを持っていたことが確かめられた。

審良がこの成果を発表したのは二十一世紀初頭のこと。この成果は人工の化学物質で自然免疫を刺激すれば、感染症やがんを治療できる可能性を示したものとしても大いに注目を集めた。

◈海外の研究グループと連携

ここにいたって審良の頭脳はめまぐるしく回転を始めた。実はイミダゾキノリンの構造は核酸によく似ていたのだ。

ＤＮＡとＲＮＡの二種類がある核酸は塩基と糖、リン酸からなるいわゆるヌクレオチドが結合して鎖状に連なった高分子。結合が繰り返されて長い鎖状になった姿はイミダゾキノリンの構造と通じるものがある。

だからＴＬＲ７がイミダゾキノリンを探知したというのなら、ＲＮＡを探知する可能性も小さくない。ＴＬＲ７がイミダゾキノリンを捕捉してインターフェロンを放出するというのなら可能性はもっと高まる。

かくして審良は英国の王立がん研究所の研究チームとネズミを使った共同研究を開始した。研究対象は一本鎖のＲＮＡを遺伝子として持つインフルエンザ・ウイルス。このウイルスをマクロファージの仲間の樹状細胞に感染させると、ネズミの体内ではインターフェロンが分泌された。一方、ＴＬＲ７の遺伝子を欠損させたネズミにウイルスを感染させると、インターフェロンは放出されなかった。これによってＴＬＲ７が一本鎖のＲＮＡのセンサーだと審良たちは確認できた。

審良はドイツのミュンヘン工科大学の研究チームとも共同実験を実施。エイズ・ウイルスの一本鎖ＲＮＡがネズミではＴＬＲ７によって感知され、人間はＴＬＲ７だけでなくＴＬＲ８によっても探知されることを確認した。

一部のＲＮＡウイルスには人間に胃腸炎を起こすロタウイルスのように一本鎖のＲＮＡではなく二本鎖のＲＮＡを持つタイプも存在する。だが、自然免疫はこのように珍しいウイルスに対しても監視の目をゆるめず、小胞の中にあるTLR3というセンサーで二本鎖のRNAを探知していることもお知らせしておこう。

◈小腸で活躍するべん毛センサーTLR5

多くの病原菌にとってべん毛は移動に不可欠な駆動装置だ。べん毛は、フラジェリンという球状のたんぱく質が一列に並んだ線維を円筒状に束ねたもので、細菌はこれを高速で回転させてあちらこちらへ動き回っている。

このべん毛を病原体センサーのTLR5が認識していることを審良が米ワシントン大学の研究グループと共同で突き止めたのは二十一世紀初頭。自然免疫をめぐる審良の研究成果の中では比較的、初期の成果に入る。

さらに審良は、小腸にTLR5を備えた樹状細胞が多数、存在していて病原菌の挙動に目を光らせていることも突き止めた。

食べ物と一緒に紛れ込む病原菌から生体をどう守るか。そのために、生き物の体は食べたものから栄養素を吸収する小腸に樹状細胞を配置し、病原菌のべん毛を監視していたのだった（イラスト参照）。

食べ物は必ず小腸や大腸などの腸管を通過するし、病原菌の中には食中毒を起こすものも多い。その点で腸管は病原菌の監視に絶好の場所である。

細かく見ると審良が樹状細胞を発見したのは粘膜固有層と呼ばれる場所。小腸を水道管に例えれば、水が流れる管の内側表面にある上皮細胞の下部層が粘膜固有層にあたる。

この研究ではTLR5の遺伝子を欠損させたノックアウトマウスを使った。通常のネズミでは粘膜固有層の樹状細胞は病原菌のべん毛に敏感に反応して免疫反応の一種である炎症を起こすのに対し、ノックアウトマウスでは炎症があまり起きなかった。

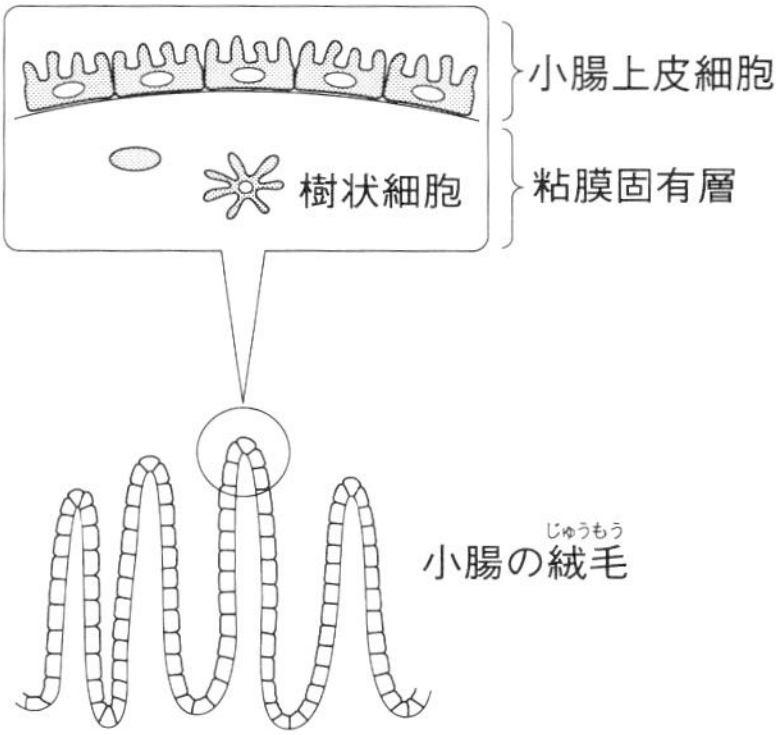

小腸の粘膜固有層では、病原菌のべん毛を監視する病原体センサーTLR5を持った樹状細胞が目を光らせている（科学技術振興機構の発表資料から）

従来の通説だと樹状細胞の小腸での居場所は上皮細胞。だが審良の研究では上皮細胞にはあまり樹状細胞は見つからず、粘膜固有層の方により多くの樹状細胞が見つかった、という。

◆免疫が腸内細菌に反応しない理由も明らかに

この成果は、研究者の間で話題になっていたある謎を解き明かしもした。その謎とは、小腸や大腸などの腸管に常に存在して常在菌とも腸内細菌とも呼ばれる細菌の群れに人間の免疫がなぜ反応せず平穏を保っているのか、という疑問だった。

もしTLR5を持った樹状細胞が愚直に「顔馴染み」の細菌と遭遇するたびに自然免疫を発動させれば、人間のお腹は常に、騒々しくなるはずだが、現実にそんな騒動は起きていない。

そのわけはこういうことだ。腸内細菌の居場所である小腸の内側表面は上皮細胞で覆われている。一方、樹状細胞の居場所は上皮細胞より一段深い粘膜固有層。つまり普段、腸内細菌は上皮細胞にさえぎられて樹状細胞と遭遇しないようになっているのだ。

だが、食中毒を引き起こすサルモネラ菌のようなヨソ者の病原菌が上皮細胞から内部に侵入し、粘膜固有層に到達したとなると話は別だ。この時には粘膜固有層の中にいる樹状細胞がサルモネラ菌のべん毛をTLR5で探知し、自然免疫が発動することとなる。

審良のこの研究ではもう一つ、興味深い成果も生まれた。腸チフスを引き起こすチフス菌が自然免疫の仕組みを悪用して、全身に広がっていたことが判明したのだ。

マウスチフス菌をネズミに感染させて明らかになった仕組みはこうだ。小腸の表面から粘膜固有層に入り込んだチフス菌はTLR5に探知されると、樹状細胞の細胞質の内部に自ら積極的に入っていき消化を免れる。さらにチフス菌はあたかも樹状細胞を乗っ取ったかのように、樹状細胞を運び屋として利用し、血流に乗って体全体に拡散していく、という。

この事実はTLR5の遺伝子を欠損させたノックアウトマウスでも裏付けられた。常識に従えば、TLR5の働きを失ったネズミは病原菌に対する抵抗力は弱くなるはずなのに、ことマウスチフス菌については、他の臓器への広がりが少なく抵抗力がむしろ増加していた。

TLR5の働きをブロックすれば、腸チフスの新しい治療法になるかもしれない。長い目で見ればこんな期待を抱かせる成果といえそうだ。

◈グラム陽性菌を監視するTLR2

読者はしばらく前に、TLR4という病原体センサーは大腸菌やサルモネラ菌などのグラム陰性菌が持つリポ多糖という菌体成分を感知する、と説明したことを覚えておられるだろうか。それではグラム陰性菌に対してグラム陽性菌とはどんなもので、自然免疫はそうした細菌に対してどのような備えをしているのだろうか。

細菌は色素を使った「グラム染色」という手法でグラム陽性菌とグラム陰性菌の二つに大別できる。色素で染めた時に紫に染まるのが陽性菌、赤に染まるのが陰性菌。この違いは陽性菌が細胞壁に分厚いペプチドグリカン（糖鎖とペプチドの化合物）の層を持つのに対し、陰性菌のペプチドグリカン層は薄いことからくるものだ。

両者の最も大きな違いは、グラム陰性菌が敗血症性ショックを引き起こすリポ多糖（LPS）を細胞壁に持っているのに対し、陽性菌はたいていの場合、さほどの害を与えないいわゆる弱毒菌であることだろう。

だがグラム陽性菌も病気にかかって病原体への抵抗力が衰えた人には時折、牙をむくことがある。最近、院内感染を引き起こす病原菌として問題視されている黄色ブドウ球菌はグラム陽性菌。またグラム染色では明確な違いが出にくいものの結核菌もグラム陽性菌に分類される病原菌だ。

審良がグラム陽性菌の役割に関心を向けたのは、グラム陰性菌を探知するTLR4の正体を探る研究が一段落した一九九九年から二〇〇〇年にかけてのこと。病原菌はグラム陽性菌とグラム陰性菌の二つに大別できるから、グラム陽性菌に目を転じたのは自然な流れといえるだろう。

審良がまず用意したのはTLR2の遺伝子とTLR4の遺伝子を欠損させたノックアウトマウス。双方にグラム陽性菌を感染させて反応を比較すると、TLR2を欠いたネズミのマクロファージはグラム陽性菌のペプチドグリカンに全く反応しなかった。さらに審良は研究を続け、TLR2を欠いたネズミはグラム陽性菌の黄色ブドウ球菌に感染しやすいことも突き止めた。

グラム陰性菌と比べてグラム陽性菌が比較的穏やかな病原菌であるとはいっても、油断はできない。このため自然免疫はTLR2という病原体センサーを使ってグラム陽性菌のペプチドグリカンを監視していたことを証明した研究成果である。

◈「ヘテロ二量体」でリポたんぱくを認識

二つのユニットが合体した生体分子を二量体という。情報伝達分子のインターロイキン6のシグナルが受容体に受け渡される時に二量体が登場したことを覚えている方もおられるだろう。

実は病原体センサーは生体の中では二量体の形で存在している。

二量体を作るのは同種のＴＬＲだけではない。生体の中では「ＴＬＲ１とＴＬＲ２」や「ＴＬＲ２とＴＬＲ６」という異なるものが合体した「ヘテロ二量体」も存在する。「ヘテロ」は「異種」を意味するギリシア語。違ったものが結合して二量体を作るからヘテロ二量体である。

では「ＴＬＲ１とＴＬＲ２」と「ＴＬＲ２とＴＬＲ６」の二量体はどんな役割を果たしているのだろうか。これらは人間の体の中に侵入してきた病原体の成分であるリポたんぱく質（脂質とたんぱく質が結合したもの）を探知している。

ただし、それぞれの二量体センサーが探知するリポたんぱく質は微妙に異なる。「ＴＬＲ１とＴＬＲ２」が認識するのは大腸菌などの病原菌にある「三つのアシル基を持つリポたんぱく質」、「ＴＬＲ２とＴＬＲ６」が認識するのはマイコプラズマ（細胞壁を持たない細菌）にある「二つのアシル基を持つリポたんぱく質」。審良が二〇〇一年から二〇〇二年にかけて突き止めた成果だ。

マイコプラズマは一風、変わった細菌で、しばしば人間に感染して肺炎を引き起こす。人間にとって他の病原菌やウイルスと同様に警戒すべき病原体である。

ここで読者に注目していただきたいのは個々の専門用語ではなく、自然免疫がアシル基が一つ多いか少ないかといったレベルのリポたんぱく質の微細な構造の違いを現実に判別していることだ。「自然免疫は粗雑で知性に欠ける」というかつての印象はもはやない。

◆「MyD88依存経路」と「非MyD88依存経路」

二量体という特殊な病原体センサーを登場させたところで読者には次のイラストをご覧いただきたい。これはTLRファミリーに属する病原体センサーが病原体成分を感知した後、免疫細胞がどんな反応をするかを示したものだ。

結論は簡単。大づかみにいうと病原菌の成分を病原体センサーが探知した場合には免疫細胞はインターロイキン6やTNFといった炎症性の情報伝達分子を放出し、ウイルスの成分を病原体センサーが感知した場合には免疫細胞はウイルスの動きを抑制するインターフェロンを放出する。

イラストの左側にある「病原菌、原虫感染↓炎症性情報伝達分子」グループに属するのは病原菌のべん毛を感知するTLR5やグラム陰性菌のリポ多糖を感知するTLR4など。イラストの

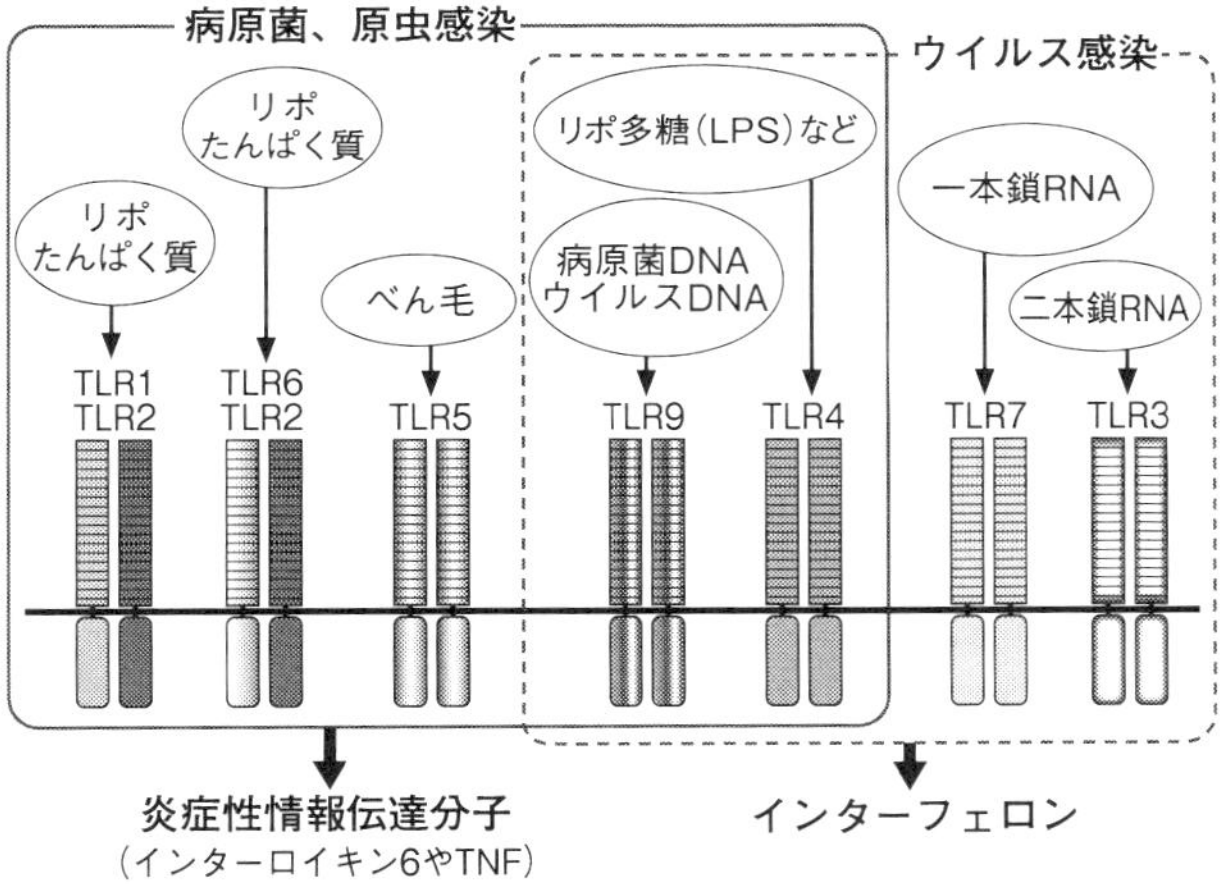

病原体センサーTLRが病原体成分を感知した後の反応

右側にある「ウイルス感染→インターフェロン」グループに属するのはRNAウイルスを感知するTLR7やTLR3など。病原菌やウイルスのDNAを捕捉するTLR9はどちらのグループにも含まれる。TLR4も双方に属する病原体センサーだ。

このように病原体センサーが病原体の成分を捕捉した後の反応に違いが生じるのは、病原体センサーが「病原体の成分感知」という生体シグナルを受け渡す相手が必ずしも同じではないからだ。

例えば敗血症性ショックは、細胞の表面にあるTLR4がグラム陰性菌のリポ多糖を感知し、その信号を細胞内部のMyD88というシグナル伝達分子に受け渡すことで始まる。それと同様、他の病原体センサーが外敵を感知した際に信号を受け渡す相手もMyD88であると、当初、審良は予想した。

その予想はおおむねあたっていた。MyD88は二本鎖RNAウイルスを感知するTLR3を除くと、すべての病原体センサーとつながりを持ち、炎症反応の発生に深くかかわっていることが判明している。

ただし免疫細胞の内部には病原体センサーからのシグナルを受けとる分子が他にも存在していることが今では突き止められている。それは「TRIF」と呼ばれるシグナル伝達分子でTLR3とTLR4からのシグナルを受けとり、免疫細胞にインターフェロンを発生させることが突き止められた。

審良にいわせるとこれは「非MyD88依存経路」。つまり病原体センサーが病原体成分をキャッチして発生するシグナルは審良が当初、想定した「MyD88依存経路」とその後判明した「非MyD88依存経路」によって細胞の内部へ伝えられていることになる。

シグナルの伝達経路が異なれば、免疫細胞の営みも当然、変化する。だから免疫細胞は炎症性の情報伝達分子を放出することもあれば、インターフェロンを放出することもあるわけだ。

審良はかつてMyD88分子をふるいのように使い、TLRファミリーに属する病原体センサーが感知する病原体成分を絞りこんだことがある。だが彼はTLR3の〝相手〟だけは見つけることができなかった。

そのわけは今や明白だ。ＴＬＲファミリーの中でＴＬＲ３だけはＭｙＤ88と全くかかわりのない異例の分子。そのせいで、審良という上手の手から水が漏れたというところだろうか。細胞の中のシグナル伝達は自然免疫の有数の研究テーマ。しかし、登場する専門用語はあまりに多く難解だ。私たちはこれ以上の深入りは避けて、次に進もう。

◈本庶の元で武者修行した審良

ここまで読み進められた読者は審良静男という人物は、遺伝子を探し当てる能力が人並み外れて高い研究者だ、と思われたことだろう。筆者の一人の中嶋も、審良に対してその種の印象を強く持つ。

しばらく前に、米国のジェーンウェイらが昆虫の免疫機構に欠かせないＴｏｌｌと類似するＴＬＲを人間の体内から発見した、と知った審良が遺伝子データベースを使い、さほどの時間をかけず多くのＴＬＲ遺伝子を見つけ出した、という話を紹介したことがある。

審良はこれを機に個々の病原体センサーの役割を究明、自然免疫の分野で第一人者へと躍進を遂げたのだから、ＴＬＲ遺伝子群の発見は、彼にとって人生の一大転機だった、といえるだろう。

だが審良はただ運に恵まれていただけではない。彼には果実を摘みとるだけの実力、つまり膨大な量の遺伝子ライブラリーから標的の遺伝子を探し出す眼力がきちんと備わっていたからこそ、巡りあった幸運をわがものにできた、とみるべきだ。では、その力はいつどこで身につけたのか。

審良は一九七七年に大阪大学医学部を卒業。阪大附属病院の内科で研修を受けた後、市立堺病院（大阪府）で二年ほど内科医として勤務を続けた。だが研究者になる夢を捨てられず、「患者さんを治療しながら研究もしたい」といって一九八〇年に阪大の大学院医学系研究科に入学した。

こうして母校に戻った審良は岸本の機転で、その頃、阪大に在籍していた本庶佑の研究室に武者修行に出され、ここでみっちり遺伝子と向きあうこととなった。

この後に、卓越した遺伝子ハンティングの技と知恵を駆使して情報伝達分子のインターロイキン4の遺伝子を捕らえ岸本を口惜しがらせることにもなる本庶は、日本を代表する免疫学の第一人者。「抗体遺伝子の再編成」を突き止めてノーベル生理学医学賞を受賞した利根川進が指摘し切れなかった「クラススイッチ」というもう一つの免疫遺伝子組み換えの仕組みを解明し、三十七歳という若さの時に東京大学の助手から阪大の教授に就いていた。

内科育ちで分子生物学や遺伝子工学に疎く、遺伝子の扱いに不慣れだった当時の岸本の目からみると、こんな本庶が阪大に居あわせてくれたのは絶好のチャンス。遺伝子ハンティングの技術を学ばせようと本庶に頼んで、大学院生として入局してきたばかりの若者を本庶研究室に〝留学〟させた。それが審良だったのだ。

今だからこそ話せるのだが、岸本が審良を選んだ特別の理由はない。新しい知識と技を身につけてくれそうな若手を研究室の中で探したら、たまたま審良が居あわせた、というのが真相だ。審良は岸本の前に現れたばかりのニューカマー。審良の力量はこの段階では未知数だった。

しかし数日後、本庶研究室から戻ってきた審良は目を輝かせて岸本にこういった。「むこうには内科と全く違う世界がありました」。審良は本庶から斬新な研究テーマを与えられ、岸本の期待通りに、いや期待をはるかに超えて遺伝子に強い研究者として育っていったのだった。

◆ただごとではない遺伝子の探索

それでは生命科学や免疫学の研究者にとって非常に大切な遺伝子を探し当てるという作業はいったいどんなものなのか。まず四種類の塩基が並んだ次の配列をご覧いただきたい。

これは人間の体の中にある二十一番染色体のゲノム（遺伝情報）の一部。全部で四千五百万前後に及ぶ塩基配列からある部分を抜き出したものだ。

染色体は遺伝情報を刻んだＤＮＡをおさめるための倉庫のようなもの。人間の場合、一番から二十二対の染色体と一対の性染色体があり、どの染色体に入ったＤＮＡを解読しても、ここで示

gcagtggctcccgcctcatcccagcactttgggaggccaaggcaggcagatcgcctgag
gtcaggagtttgagaccagcctggccaacatggagaaactctgtctctactaaaaacataa
aaactatccggtcatggtagtgtgtgcctgtaatcacagtactcgggactgaggcaggaga
atcgcttgaacccaggaggcagaggttcgttgttctgaatgacatagccaggggtggttattt

人間の二十一番染色体のゲノムの一部

したような延々と続く「A」「T」「G」「C」の配列が現れると思ってもらえばいい。

ただ、このように並んだ配列すべてが意味のある遺伝情報かというと実はそうではない。神様がどういういたずら心をおこしたのか分からないが、長々と続く塩基配列のうち約九五％は遺伝情報として全く意味を持たないイントロンと呼ばれる部分で、この部分を解読してもアミノ酸はできてこない。

これに対し遺伝情報として意味を持つエクソンと呼ばれる部分はわずか五％ほどしかなく、全体の配列の中にところどころに分散している。

逆にいえば遺伝子は無意味な文字の海の中に途切れ途切れに分断されて配置されているわけで、遺伝子を探す研究者にとっては迷惑なことこの上ない。たった四文字しか使っていないほとんど無意味な長文の中から、意味のありそうな部分を拾い上げてつなぎあわせ、一つの意味のある文章に仕立てる。遺伝子の探索とはただごとではない作業なのだ。

このように遺伝子の探索のため延々と続く塩基配列をにらんで長い年月を過ごしてきたせいなのだろうか、審良の書く文章には面白いクセがある。

二〇〇七年十一月に千里ライフサイエンス振興財団（大阪府豊中市）が市民向

線虫から哺乳動物にいたるあらゆる生物は、絶えず病原体の侵入の脅威に曝されている。この脅威に対抗するため、哺乳動物は2つのタイプの免疫システムを発達させた。1つが自然免疫で、下等生物から高等生物まで共通に持つ基本的な免疫機構で、マクロファージ、白血球、樹状細胞などの食細胞が担当し、体内に侵入してきた病原体を貪食し分解する役割をもつ。もうひとつは、獲得免疫で、おもにT細胞やB細胞が関与し、DNA再構成により無数の特異性をもった受容体が作られ、あらゆる抗原を認識する、脊椎動物に特異的に存在する高次の免疫システムである。自然免疫は、従来まで非特異的な免疫反応と考えられ、哺乳動物においては獲得免疫の成立までの一時しのぎと考えられてきた。しかし、1996年に、獲得免疫を持たないショウジョウバエにおいても極めて特異的に真菌の侵入を感知し、その後抗真菌ペプチドを産生することによって対処すること、その真菌に対する防御に、Tollが必須であることがあきらかとなり、1908年のMetchnikoffの食細胞の発見以降蔑ろにされてきた自然免疫がふたたび注目されるようになった。その翌年にはヒトではじめてToll-like receptor（TLR）がクローニングされ、哺乳動物におけるTLRの役割に興味がもたれ、新規TLRの同定がおこなわれた。われわれも、IL-1シグナルに関わるアダプター分子MyD88を欠損するマウスが、細菌成分に全く反応しないことに偶然気がつき、TLRの研究に参入することとなった。現在、哺乳動物ではTLRは10数個のファミリーメンバーからなっている。ノックアウトマウスもすべて作成され、それらの解析からほとんどのTLRの認識する病原体構成成分があきらかとなっている。TLR4は、グラム陰性菌由来のlipopolysaccharide（LPS）を認識する受容体で、TLR2は、グラム陽性菌のペプチドグリカンやリポプロテインを認識する。TLR1とTLR6は、TLR2とヘテロダイマーを形成することで異なるリポプロテインを認識する。TLR5は、鞭毛を認識する。TLR7は抗ウイルス剤imidazoquinolines、一本鎖RNAを、TLR9は細菌DNA（CpG DNA）を認識することがあきらかとなった。各TLRのシグナル伝達経路も異なり、最終的に異なる遺伝子発現を誘導する。これらのシグナルの違いは、アダプター分子の使い分けによることがあきらかとなっている。MyD88は、TLR3以外のすべてのTLRのシグナル伝達に必須で、炎症反応と関わる。一方、TLR3とTLR4シグナルには、MyD88非依存経路が存在し、TRIFと呼ばれるもう1つのアダプターによって担われ、インターフェロン産生に関わる。さらに重要なことは、TLRを介しての自然免疫系の活性化が、獲得免疫の誘導に関与することがあきらかになったことである。このため、従来の免疫理論の大幅な修正がせまられるようになり、感染症に対するワクチン、アレルギー疾患、癌免疫に対する考え方も大きく変化してきている。本講演では、自然免疫系による病原体認識についてわたしがそのような研究に携わるようになった経緯とその後の研究の展開について概説してみたい。

審良が書いた講演要旨

けに開催したセミナーの講演要旨集に審良が「病原体認識受容体 Toll-like receptors 研究への道」と題して寄せた文章を全文、ここに掲載したので見ていただきたい。

一目見たとたん、この文章は改行が全くない無段落の文章であることが分かる。段落とは意味の切れ目にあたるところで、文字通り「段」を「落として」長い文章を読みやすくするためのもの。だが審良は、文章を書く際の基本的なテクニックでありエチケットでもある改行ルールには頓着せず、一気に千三百字前後に及ぶ文章を書き上げてしまった。小学校や中学校の国語の先生が読めば直ちに「レッドカード」を出す文章であることは間違いない。

ただ審良にとって、この文章は塩基配列と比べればはるかに読みやすい文章には違いない。何より、文章として全く意味を持たないイントロンは存在しないし、丹念に文字をたどっていけば文意も完璧に理解できるからだ。

精魂を傾けて人生の大半を遺伝子と向きあってきた異才の研究者の書いた文章と理解してもらえればいいだろう。

◆もう一つのRNAセンサー

ここから書くのは少々面倒な話だ。いや結論はさほど難しくはなく、ここまでに紹介したTLR3やTLR7、TLR8などのRNAウイルスセンサー以外に、私たちの体にはもう一つのR

NAセンサーがある、ということにすぎないのだが、説明はかなり分かりにくくなる。この点を最初にお断りして話を進めてみよう。

もう一つのRNAセンサーはTLRファミリーには属さない分子で「RIG-I」（リグアイ）と「MDA5」（エム・ディー・エー・ファイブ）という。細胞膜に囲まれた細胞質の中にこれらのRNAセンサーはあるので「細胞質内ウイルスセンサー」と呼ばれることもある。

こう書くと、TLR3やTLR7、TLR8も細胞質の中にあるエンドソーム（小胞）の内部にあるから、これらも「細胞質内ウイルスセンサー」ではないか、と思われるかもしれない。しかしそうではない。小胞の中にあるこれらのセンサーが感知できるのは、マクロファージなどの免疫細胞によって捕食されてバラバラにされ、小胞の中に運びこまれたRNAだけ。小胞の外部つまり細胞質の中はTLR3などの〝縄張り〟ではないのだ。

そもそもウイルスの細胞感染という行為は、ウイルスが自らの〝意志〟で五体満足なまま免疫細胞の中の細胞質に入り込む営みだ。だから小胞の中にいるTLRファミリーは手も足も出ない。

しかし、幸いにもこの段階でRNAウイルスを感知してくれるセンサーが私たちの体には備わっている。それがRIG-IでありMDA5なのである。これら二つのセンサーがRNAウイルスのRNAを感知すると、自然免疫が動き出しインターフェロンが分泌されウイルスの動きを抑制してくれる。

ＲＩＧ－ＩとＭＤＡ５がもう一つのＲＮＡセンサーであることを突き止めたのは京都大学教授の藤田尚志の研究グループだ。

彼らに続いたのが阪大の審良。審良は遺伝子を欠損したノックアウトマウスを使い、ＲＩＧ－Ｉがインフルエンザ・ウイルスや日本脳炎ウイルスなどのさまざまなＲＮＡウイルスを認識し、ＭＤＡ５が心筋炎や脳脊髄炎を引き起こすピコルナウイルス科のＲＮＡウイルスを探知することを突き止めた。

実験に使ったウイルスはともに遺伝子として一本のＲＮＡを使うＲＮＡウイルス。ただし一本鎖のＲＮＡウイルスは細胞に感染して自らを複製するプロセス中に二本鎖の構造になる場面があり、ＲＩＧ－ＩとＭＤＡ５は、この二本鎖のＲＮＡ構造を認識していた、という。

このように細胞の中に忍びこんだＲＮＡウイルスを探知するセンサーが存在するのなら、ＤＮＡウイルスを探知するセンサーがあってもいいはずだ。こう考えた研究者はＤＮＡウイルスセンサーの発見を競っているが、残念なことにまだ見つかってはいない。

第九章　自然免疫が解き明かしたミステリーの物語

◈「コーリーの毒」の真相判明

急速に進展した自然免疫は、しばらく前まで、未解明の謎やミステリーとして放置されてきたできごとの真相や本質を突き止めもした。その典型は第七章「ＴＮＦの物語」で語った「コーリーの毒」。外科医のコーリーが、毒性を弱めるなどの措置を施した病原菌をがん組織に投与し、少なからぬがん患者を救った一件である。

なぜ、がん患者のがん組織が小さくなったり、中には完全にがんの組織が体から消えた患者が現れたりしたのか。それはがん組織の周辺に居あわせたマクロファージや樹状細胞が病原菌に敏感に反応したせいだ。

これらの免疫細胞の表面や細胞内部の小胞の中には病原菌のさまざまな部位に反応する病原体センサーがある。病原体特有のＣＧ配列を持つＤＮＡを感知するＴＬＲ９、病原菌の尾部のべん毛を探知するＴＬＲ５、グラム陰性菌のリポ多糖を探知するＴＬＲ４などだ。

さまざまな病原体センサーで病原体を感知したマクロファージや樹状細胞は情報伝達分子を大量に周囲に放出し、仲間の免疫細胞を呼び集め、新たに加わった免疫細胞はさらに情報伝達分子を放出してあたりは情報伝達分子の海となる。

がん患者にとって幸いだったのは、これらの情報伝達分子の中にＴＮＦが少なからず含まれていたことだ。ＴＮＦにはがん細胞を殺す能力がある。だから、がん患者は当時、奇抜な印象を拭えなかったコーリーの治療で救われたのだった。

コーリーが新しいがん治療へ挑んでから百年余りたった二〇〇六年。審良はかつて病原体センサーＴＬＲ４をめぐって競い合った米国のボイトラーとともにある賞を受賞した。

それはがん免疫療法のパイオニアとしてコーリーを記念して一九七五年に作られた「コーリー賞」。自然免疫の仕組みを解きほぐし「コーリーの毒」に理論的根拠を与えた審良とボイトラーに与えられるにはふさわしい賞だった。

◆ＤＮＡワクチンの謎も解明

自然免疫の研究はＤＮＡワクチンの謎も解き明かした。ＤＮＡワクチンは一九九〇年代頃から世界で研究が盛んになった新タイプのワクチン。病原体の遺伝子を利用して免疫の営みを強化する点に特色がある。

少し復習しておくと、ワクチンとは病原菌やウイルスの本格的な侵入に備えて、予め人間の体に毒性を弱めたり殺したりした病原体（抗原）を送り込み、免疫の強化を狙った薬剤。典型的な例はジェンナーが開発した種痘である。

だが感染症の中には、例えばエイズのように従来のタイプのワクチンでは対応できない病気も多い。そこで期待がかかったのがＤＮＡワクチンだ。

ＤＮＡワクチンも予め抗原を人間の体内に送り込み、免疫を強化するという点では従来のワクチンと原理は同じ。ただし体内に注入するのは病原体の遺伝子であることがＤＮＡワクチンの特色だ。

病原体の遺伝子は、大腸菌の環状ＤＮＡ（プラスミド）に組み込んで人間の体に注射器などで注入する。プラスミドに運ばれて細胞の中に入った病原体の遺伝子は、そこで細胞の核の中へと移動し遺伝情報が解読される。

遺伝子に刻まれた情報は、生き物の体を形作るたんぱく質の設計図。細胞は解読した情報を元に病原体の体の一部であるたんぱく質を作り始める。この営みが、通常のワクチンでは害にならない病原体を体内に送り込むことに相当する。

こうして体内では免疫細胞が病原体の顔を覚え、二度目の侵入を待つ、というのがＤＮＡワクチンの基本的な仕組みだ。

だがDNAワクチンの研究者たちは不思議な現象に気が付いた。予想外の効用というべきか、DNAワクチンは、病原体の遺伝子を組み込まなくても人間の免疫を強める働きがあることが判明したのだ。

いったい何が起きていたのか。もう読者はそのわけをお分かりだろう。立役者は自然免疫だ。DNAワクチンの運搬道具として使った環状DNAの中に頻繁に現れるCG配列を病原体センサーTLR9が発見し自然免疫が動いていたのだ。TLR9から病原体の存在を知らされた免疫細胞はインターフェロンなどの情報伝達分子を周囲に放出していた。

かつて筆者たちは二〇〇〇年に上梓した『現代免疫物語』（日本経済新聞社、後にブルーバックスで新書化）で次のように書いた。

「CG配列を持つウイルスは太古の昔も現代も人間と敵対関係にある。また人間に害を与える細菌の体内にもやはりCG配列は存在する。だから、長い歴史の中で人間の体には、CG配列を発見すると、これを外敵とみなして免疫が活発に動き出す仕組みが備わったという推理が成り立つかもしれない。一線の研究者たちがCG配列の謎を解き明かしてくれることを期待したい」

それからほぼ十年。一線の研究者たちがCG配列をめぐるミステリーを確かに解明してくれたことをここに報告しておこう。

◆山村も自然免疫にかかわった

少し驚かれるかもしれないが、筆者の岸本の師にあたる山村雄一も自然免疫に深くかかわった。一九五〇年代に結核予防ワクチンであるBCGの細胞壁の骨格成分（CWS）が免疫の働きを強める現象に注目、がん治療への応用に取り組んだ。

山村はいくつも才能を持ったスーパーマンだった。戦時中は海軍軍医として駆逐艦に乗艦、船が沈められたものの奇跡的に生還した。戦後は大阪大学の学長としてリーダーシップを発揮して新キャンパスへの移転プロジェクトを成功させ、学長の任を果たした後は医学界の重鎮として政府の医療行政に深くかかわった。

夜には大阪市内の高級料亭「大和屋」に時折ふらりと現れ、司馬遼太郎や田辺聖子ら関西在住の作家とも交流を持ったことも知られる。

だが山村の本質はやはり研究者。戦地から阪大に戻った山村が最初にしたのは理学部の赤堀四郎教授の門をたたいて生化学を学んだことだった。

その後、米国留学をはさんで一九五六年に結核専門の国立刀根山病院内科医長に就任した山村は生化学の知識を存分に生かして結核と対峙し、肺結核で空洞がどのように生じるのか研究を重ねていった。

結核の空洞が悪さをしないはずの死んだ結核菌によっても生じることを動物実験で示し、結核が免疫の過剰反応つまりアレルギーであると喝破して、山村が学界を騒然とさせたのは今でも関係者の語り種だ。

山村がＢＣＧに目を向けたのは、彼が一時、九州大学に転じて後、阪大に戻り第三内科の教授に就いた一九六二年のこと。当時、不治の病と恐れられたがんを免疫で治療できないかと思い始めた山村を刺激する知らせが飛び込んできた。ＢＣＧを使って免疫の働きを強め、がんを治療するＢＣＧ療法が海外で始まったというのだ。

ＢＣＧの正体はウシ型結核菌の無毒化菌。「結核菌の研究なら世界の誰にも負けない」という自負を持つ山村が世界で起きつつあるブームをただ眺めているはずがない。早速、ＢＣＧの効用や副作用について基礎的な研究を始めた。

この時期、世界では「コーリーの毒」の不思議な効用は語り継がれていたし、結核を患った人にがんが少ないという報告も医学界には知れ渡っていた。

さらに山村に興味を抱かせたのは「フロイント完全アジュバント」だったかもしれない。アジュバントとは免疫増強剤や免疫強化剤と呼ばれる薬剤のこと。Ｊ・フロイントによって開発され、その後、生命科学や医学の研究者の間に貴重な薬剤として急速に普及しつつあった。しかもその成分はウシ型結核菌の死菌だ。つまりアジュバントという薬剤の存在自体が、結核菌には免疫を刺激する何かが潜んでいることを示唆していたともいえるだろう。

◆BCGの細胞壁に注目

ここで山村が一直線にBCGに向かっていったかというとそうではない。というのはBCGをがん患者に投与した場合、副作用は起きないか、と心配したのである。

BCGは毒性をなくしているとはいえ生きた結核菌だ。体力が弱まったがん患者に大量にBCGを投与すると意外な副作用が起きかねない。できることなら病原菌の本体ではなく、免疫を刺激する有効成分だけを使いたい。

こう考えた山村が注目したのがBCGの細胞壁の骨格成分。実は、山村は九州大学に転出していた時期にも結核菌の研究を継続。山村を慕って研究室に入室してきた東市郎（元・北海道大学副学長）に命じて結核菌の菌体成分を丹念に調べさせ、細胞壁の骨格成分に強い免疫増強効果がある、との結論を導き出していた。

東は、帰阪する山村に付き従い阪大の山村研究室の助手となっていた。細胞壁の骨格成分は英語に直すと「Cell Wall Skeleton」。頭文字をつづれば「CWS」。こうしてがんの免疫療法「CWS療法」の研究はスタートすることとなった。

手始めに実施した動物実験は上出来だった。がんにかかったネズミにCWSを注射するとがん細胞の増殖が明確に抑制できた。

なぜ、ＣＷＳががんの抑制に効果を発揮したかは多くの説明は必要あるまい。ネズミに投与されたＣＷＳが自然免疫を刺激し、がんに対する免疫の力が強まったのだ。

ＣＷＳはＢＣＧの細胞壁からたんぱく質などを除去した後に残ったもの。主要な成分はミコール酸（脂肪酸）、アラビノガラクタン（多糖）、ペプチドグリカン（糖鎖とペプチドの化合物）などとされる。

詳細なメカニズムは分かっていないので深入りは避けた方が無難だが、これらの成分を感知している病原体センサーはＴＬＲ２とＴＬＲ４と推測されている。二つのセンサーが病原体の成分を感知すると、マクロファージや樹状細胞がさまざまな情報伝達分子を周囲に放出、自然免疫の営みが始まる、と最新の免疫理論は教えている。

◆山村、岸本、審良の研究がつながった

自然免疫の研究の進展は、岸本の情報伝達分子をめぐる研究と師の山村の研究を結びつける意外な展開ももたらした。

岸本にとって山村は敬愛する存在だが、二人の研究の内容に直接のつながりはないと二十世紀の間、本人たちはそう思っていた。情報伝達分子のインターロイキン６と山村が推進したがんの

免疫療法の先駆けともいえるＣＷＳ療法の間につながりを示すものは見つかっていなかったからである。

だが、それは間違いだった。がん患者がＣＷＳ療法を受けた場面を想像してほしい。ＣＷＳの成分を病原体センサーで探知した免疫細胞が情報伝達分子を周囲に放出し、さらに呼び集められた免疫細胞も情報伝達分子を出し、周囲が情報伝達分子の海となる場面だ。実は、この時、最も多く放出される情報伝達分子の一つがインターロイキン6だったのである。

この事実を明らかにしたのは岸本の元で学び、自然免疫の謎を解き明かした審良だった。こうしてＣＷＳ療法と情報伝達分子が密接にかかわっていることは今や疑いのない事実となり、山村、岸本、審良の研究はきれいに結びついた。

山村、岸本、審良の三人には朝日賞と日本学士院賞を受賞した、という共通項がある。この三人のきずなが審良の研究によって一層、強まったことを素直に喜びたい。「岸本先生と山村先生の間を私がつないだ」。岸本は、審良が朝日賞の授賞式のあいさつの中で口にしたこんな言葉を忘れられない。

◈ＣＷＳはがんにも効果

初期の実験で良好な成績を得た山村はやがて一九七〇年代から一九八〇年代にかけ、実際にがん患者にCWSを投与する臨床試験へと歩を進める。CWSが医薬品として承認を得るためには欠かせないステップである。

だが、結論を先回りして語ってしまうと山村の夢は実らなかった。CWSが患者の症状によって効果を発揮したり、発揮しなかったりして、統計上、有意な効用がみえてこなかったのが一因だ。

CWSには製法上の悩みもあった。BCGから細胞壁の成分を抽出するというプロセスをとるためか、取り出した成分がその都度、微妙に変化し安定しなかったのだ。

ある物質を正式に医薬品として承認する前提条件は、その物質を構成する分子の成分と比率が常に一定で変わらないことだ。そうしないと病気に対する効用、副作用の有無を検証できなくなる。こうしてCWSは開花せず現代へといたった。

しかしながら、医学界にはCWS療法の効用を認める人間が今なおいるのも事実だ。筆者の岸本もその一人で、咽頭がんや大腸がんにかかった知人がCWS療法によって再発を免れた、という話を聞いても疑問に思わない。自然免疫のメカニズムを原理とするCWS療法ががんにも効果を示す可能性はあるだろう。

では過去にCWS療法はなぜ明確な効果が現れなかったのだろうか。それは、当時、師の山村は既存の抗がん剤・放射線療法とCWS療法を併用する方針で臨床試験にのぞんだことに関連があるように思える。

つまり、がん細胞とともに免疫細胞も殺してしまう既存の治療法と、免疫の力を強化するCWS療法は競合する間柄。片方で免疫の力をそいでおいて、片方では免疫の力を強めるという手法のどこかに、無理があったのかもしれない。

自然免疫の医療応用が進み、CWS療法をはじめとしたがんの免疫療法がより多くの人の命を救うことを祈ってやまない。

◈丸山ワクチンの効用も自然免疫

山村ががんのCWS療法の実用化に精魂を傾けていた時期、日本では結核菌の不思議な効用に着目したがん免疫治療薬、丸山ワクチンが世間の耳目を集めていた。自然免疫の原理に根ざした医薬としてはCWSと同根の存在である。

丸山ワクチンは日本医科大学の元学長、丸山千里が結核の検査薬ツベルクリンをヒントに開発した治療薬。成分はヒト型結核菌の液状抽出物で主成分はアラビノマンナンという多糖体とされる。

日本医科大学付属病院ワクチン療法研究施設がインターネット上に設けている「丸山ワクチン・オフィシャルサイト」によると、丸山ががん患者へワクチン投与を始めると、患者の中にはが

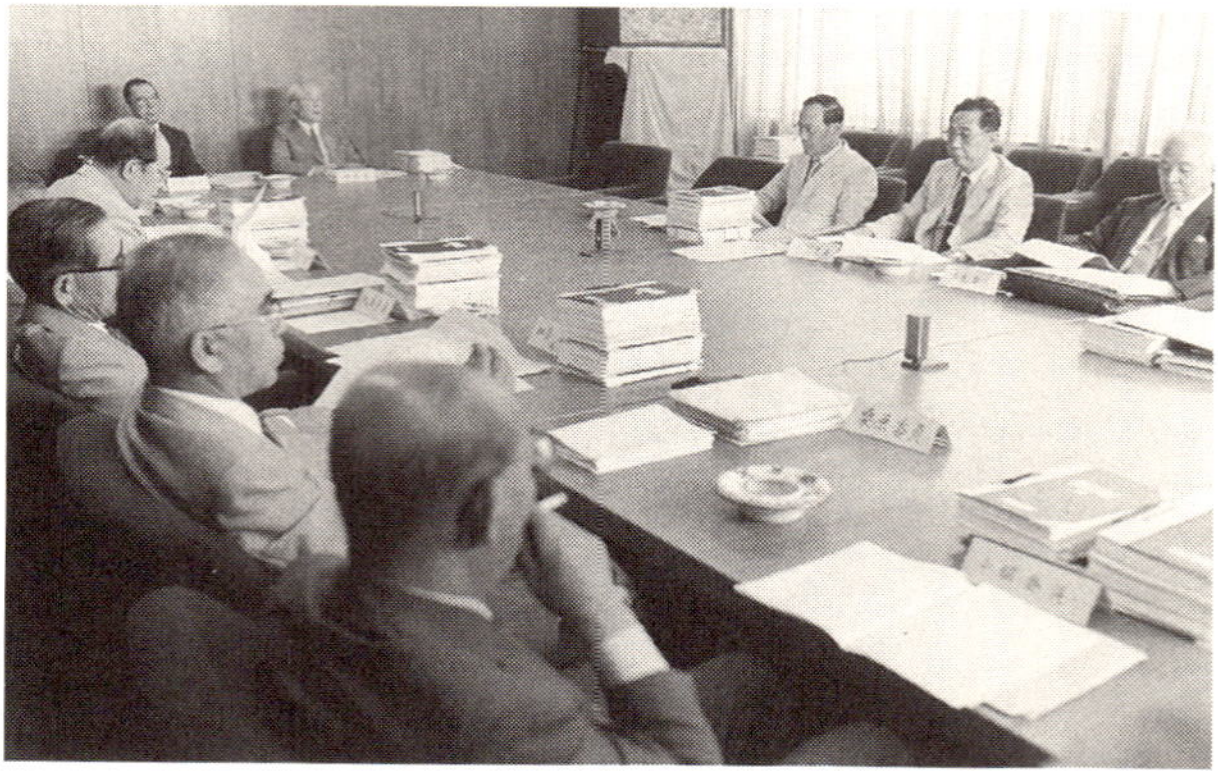

丸山ワクチンの効果について議論する中央薬事審議会（当時）

んが縮小したり、末期がんの患者の中に、がんと共存して長い間、生き延びたりした人が現れた。

丸山ワクチンに効用がみられたのは、大づかみに言えば原料の成分がCWSと同類であったからだろう。結核菌の成分が病原体センサーに探知されれば自然免疫が発動し、やがて獲得免疫も動き始める。こうして免疫細胞はがん細胞への攻撃を始めた、と考えられる。

ただし丸山ワクチンの効用は限定的だった。一部の患者に効果があったことは否定できないにせよ、多くの場合は効果の有無は定まらず、中央薬事審議会（当時の厚相の諮問機関）は医薬として承認するにいたらなかった。

当時の関係者によると丸山ワクチンの弱みは成分に安定さを欠いていたことだった、という。しばらく前に語ったようにある物質が医薬品と認められるための条件は、その物質に含まれる成分が明らかで、その成分の比率が常に不変であるということだ。だが丸山ワクチンはその点をクリアできず、特に初期のワクチンは成分のふらつきが顕著だった、という。

それから四半世紀。丸山ワクチンは現在、「有償治験薬」と位置付けられ、日本医科大学は患者の実費負担という条件のもとで希望者に治療を続けている。

◆敗血症性ショックの治療に自然免疫

急速に研究が進んだ自然免疫の成果を応用し、新しい医薬や治療法を開発する試みも世界では始まっている。標的の一つは敗血症性ショック。体力が著しく低下した病人にグラム陰性菌という病原菌が感染してもたらされるこの症状は非常に死につながりやすいことが知られている。

ただし今、敗血症性ショックが起きるメカニズムは明確に分かっている。グラム陰性菌の細胞壁にあるリポ多糖という毒素成分が、免疫細胞のマクロファージなどの表面にある病原体センサーに感知されることがそもそもの始まりだ。

マクロファージはＴＬＲ４でリポ多糖の存在を感知すると、信号を細胞内部のシグナル伝達分子ＭｙＤ88に受け渡し自然免疫が発動する。するとマクロファージは炎症性の情報伝達分子ＴＮＦを放出、ＴＮＦは血液の中に溶け込んで劇的なショック症状を引き起こす。

だから対策は立てやすい。敗血症性ショックを起こす一連の信号伝達の経路をどこかで断ち切ってやればいい。

阪大の審良たちは過去に、病原体センサーのＴＬＲ４やシグナル伝達分子のＭｙＤ88の遺伝子を働かなくしたネズミがリポ多糖に対して不死身で、敗血症性ショックを起こさなかったことを目の当たりにしている。信号のブロックが有効な対策であることは明らかだ。

この点に注目した世界の有力企業は早々と治療薬の開発に乗り出している。動きが目立つのが日本企業で武田薬品工業は「ＴＡＫ２４２」、エーザイは「Ｅ５５６４（エリトラン）」と名づけた化合物をそれぞれ合成し、医療現場で効用を確かめつつある。

エーザイが二〇〇五年八月に公表した資料によるとエリトランは、リポ多糖が病原体センサーのＴＬＲ４に結合することを防ぐ阻害剤。ＴＬＲ４からのシグナル発信を妨げることでＴＮＦなどの情報伝達分子の放出を防ぎ、発症を防ぐ。武田のＴＡＫ２４２もほぼ同じ効用を狙った薬剤とみられる。

ただし、かつて抗ＴＮＦ抗体を敗血症性ショックの治療薬にする試みが頓挫したように実用化への道は険しい。短い時間に急激に起きる敗血症性ショックにいかに対応するかがこれら新薬候補の課題である。

◆DNAワクチンでがん治療

ＤＮＡワクチンは、ＣＧ配列を持つ環状ＤＮＡに組み込む物質を変えることでさまざまな病気への応用が可能と考えられている。例えば、がんの場合だと、がん細胞の表面に無数に現れているがん特有の抗原や、抗原の遺伝子をＤＮＡに組み入れてこれをがん組織に注射するのである。すると、まず働くのは自然免疫。病原体センサーＴＬＲ９が環状ＤＮＡのＣＧ配列を感知し、その結果、免疫細胞からはインターフェロンという情報伝達分子が大量に放出される。

インターフェロンはいくつかのがんの治療に有効なことが確認された情報伝達分子で実際にがん治療にも使用されてもいる。つまりワクチン投与によって分泌されるインターフェロンはがんに対して一定の効用はあると期待できる。

それだけではない。環状ＤＮＡに組み入れられたがん抗原の遺伝子が読み解かれて出現したたんぱく質は、マクロファージなどによってヘルパーＴリンパ球の元に運ばれ、抗原提示が済むと獲得免疫のスイッチも入る。

こうして体内にがん細胞が存在することを知ったヘルパーＴリンパ球は、がん細胞を殺す能力を持った特殊部隊に出動を指示することとなる。それはかつて「免疫の使徒」として紹介したキラーＴリンパ球という免疫細胞だ。

キラーTリンパ球は細胞傷害性T細胞と何やら恐ろしげな別名も持つリンパ球で、抗体が捕らえた病原体を殺戮するほか、ウイルスにとりつかれて抗体では対処できなくなった細胞だけでなく、無軌道に増殖を重ねるだけの存在となったがん細胞も殺してくれる働きがある。こうしてがん細胞には獲得免疫の側からも攻撃が加わるわけだ。

インターフェロンには食細胞の一種で「生まれながらの殺し屋」ともいわれ、がん細胞を攻撃してくれるナチュラルキラー細胞を活性化する効用もある。

自然免疫からの攻撃もあれば、獲得免疫からの攻撃もある。さらに双方の協力でがん組織を攻撃する営みもある。がん攻略を狙ったDNAワクチンの設計図にはこれまでに判明した免疫システムのエッセンスがつまっているかにみえる。

◆DNAワクチンは動物では実用化

もはや読者には、DNAワクチンという新型ワクチンとは「CG配列を備えた環状DNA+X」という骨格を持つ医薬なのだ、といっても、さほどの抵抗感は持たれないと思う。

要は、DNAワクチンとは、Xにしかるべき抗原の遺伝子をあてはめれば、アレルギー、感染症、がんなどさまざまな病気に対処できる汎用的な医薬なのだ。例えばXにインフルエンザ・ウイルスや日本脳炎ウイルスの遺伝子を使えば、それぞれの病気に対処するワクチンとなりうる。

しかも自然免疫の原理が解明される以前から、ＣＧ配列が免疫の営みを強化するという事実は少なからぬ医療関係者に知られていたためＤＮＡワクチンを開発する試みは一九九〇年代には多くの領域で始まっていた。

鶏卵を使った培養など繁雑な作業を強いられる従来のワクチンと比べ、製法が簡便で製造コストも抑えられる利点を備えていたこともＤＮＡワクチンが注目された一因だろう。

ＤＮＡワクチンは既に動物用の医薬として実用化されている。馬の西ナイルウイルス感染症、養殖サケのウイルス感染症、ペット犬の悪性黒色腫（メラノーマ）に対するワクチンが北米で認可され、実際に利用が始まっているのだ。

これに対し人間の病気に対するＤＮＡワクチンは現在、いくつかが臨床試験に入った段階。例えば二〇〇七年に米国立衛生研究所（ＮＩＨ）は、感染爆発が懸念される高病原性鳥インフルエンザを予防・治療するためのＤＮＡワクチンを開発し、ＮＩＨの臨床センターで臨床試験に入ったと発表している。

新しい医薬の開発にはさまざまな難関が待ち構えている。しかし自然免疫の研究がさらに深まれば、作用メカニズムが解明され、ＤＮＡワクチンは実用化に一層、近づくだろう。

◆イミダゾキノリン誘導体は既に医薬に

医薬の中には、花粉症ワクチンのように実用化にいたるまで険しい道を歩むものがあれば、いとも簡単に医療現場で市販されるものもある。阪大の審良が病原体センサーＴＬＲ７の役割を解明する際のきっかけとなった物質として紹介したイミダゾキノリンの誘導体イミキモドは、後者の典型的な例である。

二〇〇七年に持田製薬が国内で販売を始めたイミキモドは尖圭コンジローマの治療薬。尖圭コンジローマとは簡単にいうと性器いぼのことで、性交渉によって感染したヒトパピローマウイルス（ＨＰＶ）というウイルスが、膣、陰茎、肛門の周辺にいぼ状の結節を作り出す。

ちなみにＨＰＶは子宮頸がんを起こす病原体でもあり、ドイツのハラルド・ツア・ハウゼンはＨＰＶ発見の業績で二〇〇八年のノーベル生理学医学賞を受賞した。

イミキモドはクリーム状の薬剤で患部に塗ればいい。イミキモドをＴＬＲ７が感知すると自然免疫が動き出し、患部で分泌された情報伝達分子のインターフェロンがウイルスの活動を阻んでくれる。イミキモドの承認以前は、国内では炭酸ガスレーザーを使ったレーザー療法などの外科的治療が中心で患者は肉体・精神の両面で苦痛を強いられていた。

イミキモドは海外では十年以上前から市販されていた薬剤で、米国で承認されたのは一九九七年のこと。それを機にイミキモドは世界七十以上の国で臨床応用されてきた。つまりイミキモドは自然免疫応用医薬でありながら、自然免疫の原理が解明される以前から、利用が始まっていた珍しい医薬なのである。

医療関係者の推測によれば性器いぼは米国で一年に約五十万人が発症する珍しからぬ病気。性交渉にためらいが薄くなった日本でも患者の数は少なくない。

イミダゾキノリンの仲間にはイミキモドより百倍活性が強いといわれる「R848」という物質が突き止められていて、現在、性器ヘルペスの治療薬として臨床試験が続けられている。

性器ヘルペスはクラミジアや淋病に続いて感染者数が第三位の性感染症。単純ヘルペスウイルスが性交渉で口もしくは性器に感染し、感染部位に水疱や潰瘍が起き、痛みも伴う。

性器ヘルペスの治療には抗ヘルペス剤を飲んだり、抗ヘルペス軟膏を塗布したりするなどの治療法が知られているが、完治は難しく再発しやすい。その点で、自然免疫を利用するR848への期待は大きい、といえる。

またイミダゾキノリンやその誘導体を感知する病原体センサーTLR7の本来の監視相手はRNAウイルスだ。だから理屈の上では、イミダゾキノリンの誘導体はRNAウイルスが引き起こすもっと深刻な感染症の治療薬ともなりうる。

一例はC型肝炎。C型肝炎ウイルスに感染することで発症するC型肝炎の治療法としてはインターフェロンの投与が知られているが、イミダゾキノリンの誘導体によってＴＬＲ７を刺激すれば、体内で自然免疫が発動しインターフェロンが分泌されると考えられている。

第十章　もう一つの自然免疫物語

◆病原体DNAに最初に注目した徳永徹

大阪大学の審良が自然免疫という世界に足を踏み入れ、新たな発見をしては世界を知的興奮の渦に巻き込むより何年も早く、この分野で起きている現象の多くを目にしてしまった研究者が日本にいるといったらあなたは信じてくれるだろうか。

これからしばらく語るのは病原体のDNAと免疫が織りなす不思議な営みに世界で最初に注目した徳永徹（福岡女学院看護大学学長、国立予防衛生研究所・元所長）の歩みを追ったもう一つの自然免疫物語である。

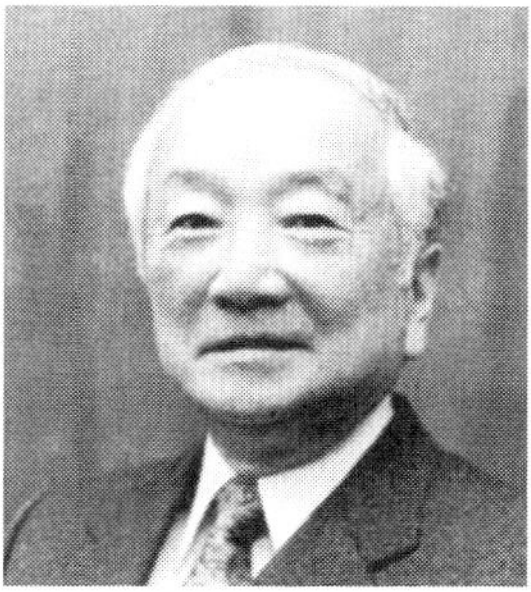

徳永徹

◆世界でBCGブーム

一九七〇年代から一九八〇年代にかけて世界の研究者がBCGに熱い視線を送ったことがある。結核の予防ワクチンとして知られるBCGを使ってがんの制圧を試みた「がんのBCG療法」の台頭である。

トーマス・マンが一九二四年に『魔の山』を出版した頃、医学界にはある種の経験が語り継がれていた。結核患者にはがんになる人が少ないという伝承である。

今、この奇妙な話の謎解きにさほどの困難は伴わない。恐らく結核患者の体内に侵入した結核菌が自然免疫を刺激し、患者のがんに対する免疫の力が強まっていたのだろう。

だが当時の医師たちはこのような真相を知る由もない。彼らはとにもかくにも結核菌はがんに対する抵抗力をもたらすらしい、と見当をつけ、競って研究に乗り出した。それがBCG療法ブームだったのである。

国立予防衛生研究所（現・国立感染症研究所）の室長や部長をつとめていた徳永が「がんを免疫で治したい」とBCGを使った研究に着手したのもこの頃のこと。一九七〇年に米国立がん研究所（NCI）のB・ズバーがモルモットを使って傑出した成果をあげたのがきっかけだった。

ズバーは背中に転移性の腫瘍ができたモルモットにBCGを注射し、背中の腫瘍だけでなく、他の部位に転移したがん組織も消し去ってみせた。衝撃的な研究成果に驚いた徳永は「あとを追わなきゃ」とたまらず追試に走ったものだった。

こうした流れに注目したのは米国立衛生研究所（ＮＩＨ）。一九七三年に免疫療法のプロトコール（標準治療計画）の国際登録を始めると、世界の研究者は競うように、自らが考案したがん免疫療法をＮＩＨに登録。千五百余りに達した新療法の大部分はＢＣＧの生菌や菌体成分を使用したものだった。

その中には岸本の師の山村雄一がＢＣＧの細胞壁骨格成分に注目して考案したＣＷＳ療法も入っていた。

このようにＢＣＧががんの免疫療法で大きな勢力となったのは、ＢＣＧにはある意味で安定感と信頼性が備わっていたせいでもあった。長年、結核予防ワクチンとして使用されてきたＢＣＧは安全性が確認された物質だ。このため研究者はＢＣＧを安心してがんの免疫療法に転用することができたのだった。

◈ＢＣＧ療法は現代では膀胱がん治療に実績

ではＢＣＧブームはその後、どのような展開をみせたのだろうか。先回りしてしゃべってしまうと実は、ＮＩＨに登録された新療法のほとんどは命脈がつきた。長期間にわたって実施された無作為対照試験で有意の延命効果が現れなかったのだ。

あやしい兆しは徳永も感じたことがある。ブームの最中、徳永は当時の科学技術庁と厚生省が組織した視察団に加わって欧米八ヵ国のがん免疫療法を視察し、訪問先のどこでもBCG療法を試みていたのに驚いた。

だが誰もが短い期間で顕著な成果をあげようとしたせいなのか、「随分、乱暴な治療をしている」と思える光景を徳永は何度も目にした。ある研究者は白血病患者にBCGを注射しまくり、全身を傷だらけにしていたほどだった。

無茶な投与を続けていれば副作用も多く生じるから、延命の効果を打ち消してしまいかねないし、患者の死期も早めかねない。これがBCGブームが終焉へと向かっていった一因である。

しかし、かといって新療法のすべてが効用を否定されたわけではない。中には現代に生き残った療法もある。それは膀胱がんに対するBCG療法。患部を手術で切除した後、尿道に細管を挿入して、BCGを注入しがん組織を攻撃する治療法だ。

今では膀胱がんにかかった少なからぬ人がBCG療法の治療を受けており、評論家の立花隆さんは、BCG療法の治療を受けたことを二〇〇八年春に『文藝春秋』の誌上で明らかにしている。

◆徳永が遭遇した「DNAの不思議」

話を徳永自身の研究に戻そう。ズバーの研究に刺激された徳永は一九八〇年代、BCGからがんを攻撃する活性を持った水溶性の物質を取り出そうと試行錯誤の日々を送っていた。研究所の結核部長や細胞免疫部長を務めていた頃のことである。

徳永たちがいったいどれほどの数のサンプルを作った時のことだったか。がん細胞を攻撃する力がひときわ強力なサンプルが見つかった。それは彼らが「MY-1」と呼んでいたもので、人間の末梢血細胞を刺激するとインターフェロンを多く産生させ、ナチュラルキラー細胞を活性化する働きも持っていた。

インターフェロンは、がんの治療に有効なことが確認された情報伝達分子だし、ナチュラルキラー細胞はがん細胞に対して強力な殺傷機能を持つリンパ球の一種だ。

成分は何だったのか。徳永たちが詳細に調べるとにわかには信じられない結果が出た。成分の約七〇%はBCGつまり無毒化したウシ型結核菌のDNAだった。

阪大の審良たちが自然免疫の体系を確立した現代なら、私たちは「マクロファージなどの免疫細胞が持っている病原体センサーTLR9が病原菌のDNAを感知して自然免疫が発動した」と説明することができる。

しかし当時はそんなことは全く知られていない。その頃の生命科学の良識や常識に従えば、DNAは遺伝情報を刻んだ生命の設計図。親から子へ、子から孫へと受け継がれる遺伝情報を使って生き物は自らの体を形作るたんぱく質をアミノ酸から作っている。そんなDNAが免疫と深いかかわりを持つはずがない、と誰もが信じていたし、徳永自身も例外ではなかった。

今、自分が見た光景は本当にDNAのせいなのか。徳永は念のために「MY-1」にDNA分解酵素を作用させてみた。するとがん組織を攻撃する営みはなくなってしまった。実験結果を信じるならば「MY-1」のがんに対する営みはDNAによってもたらされたものとしか考えられなかった。

ここにいたって徳永は研究の対象をBCG以外に広げることとした。BCGのDNAにがん細胞の増殖を抑制する働きがあるというのなら、他の細菌や動物、植物のDNAにも同じ働きがあるかもしれない。こう推理した徳永は部下の山本三郎らとともに、さまざまな生き物のDNAによって生じる活性を克明に調べ始めたのである。

実験結果の概要はこうだった。DNAに免疫活性が見つかったのは大腸菌などの細菌とウイルス。無脊椎動物に分類されるカイコのDNAにも免疫活性はあった。しかし脊椎動物であるブタの肝臓やサケの睾丸のDNAの免疫活性は微弱でないに等しかったし、植物のコメやトマトもそうだった。

審良の成果を知った読者なら、この結果はすんなり受け入れられるはずだ。自然免疫を発動させるのは病原菌やウイルスのＤＮＡ。哺乳類や魚類などのＤＮＡに自然免疫を発動させる働きはない。

だが当時の徳永は違った。生き物の種類によって免疫活性があったり、なかったり。何とも奇妙な結果はどう解釈すればいいのか。細菌のようないわゆる下等動物のＤＮＡだけに活性がある、と大筋で見当はつけたものの、なぜ、生き物によって違いが出るのか、その理由は分からなかった。

実験結果は徳永の興味と困惑を一層かきたて、徳永を自然免疫の迷宮へと誘うこととなったのだった。

病原体センサーと徳永

興味深いイラストをお見せしよう（次ページ）。徳永が一九八六年に出版した『マクロファージ』（講談社）という書籍の中で「マクロファージ表層の構造」と題して掲載したものである。マクロファージの表面に描かれたさまざまな種類の受容体（レセプター）のうち注目すべきは右上にあるＬＰＳ（リポ多糖）のレセプター。既にこの時点で徳永は、後に阪大の審良が発見する病原体センサーＴＬＲ４を視野に入れていたことになる。

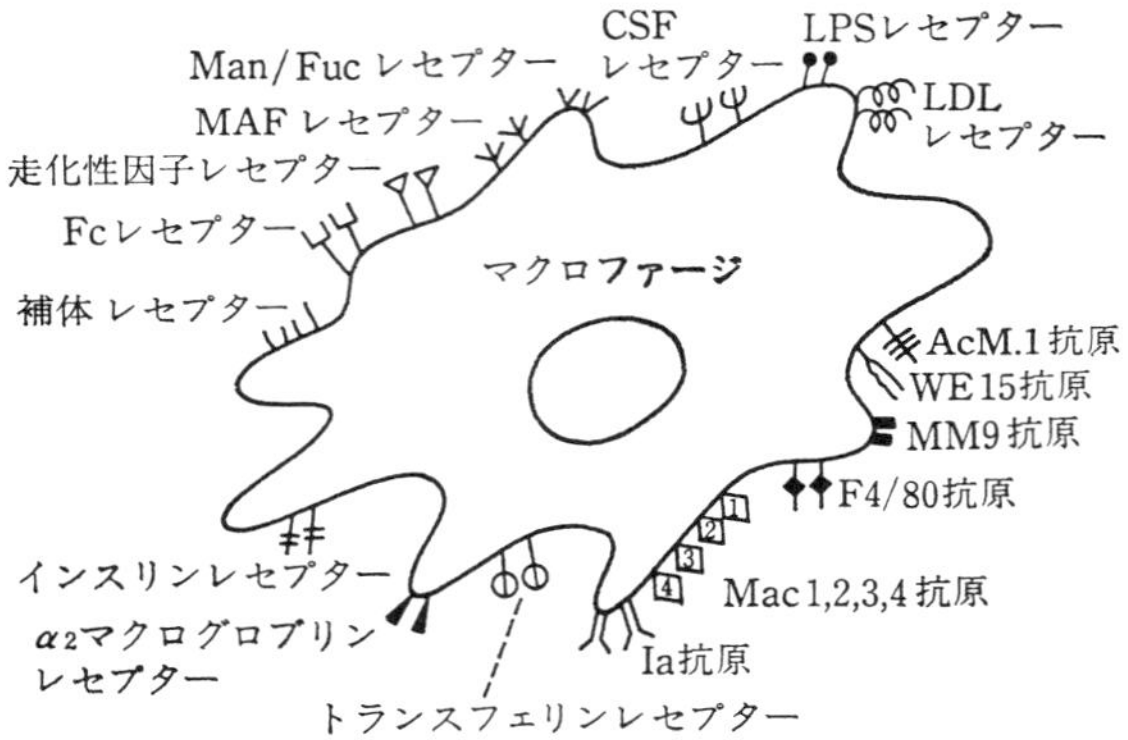

マクロファージ表層の構造（徳永徹著『マクロファージ』から）

◈米国立がん研究所誌に成果発表

徳永が研究成果を報告した論文を米国立がん研究所の研究所誌に相次いで投稿し、掲載されたのは一九八四年から一九八九年にかけてのこと。投稿された論文を査読するエディターを務めていた石坂公成が内容を評価してくれたおかげだった。花粉症を引き起こすIgE抗体を発見し、当時、ノーベル賞の有力候補と目されていた石坂は国立予防衛生研究所の先輩にあたる研究者。しかし石坂が徳永論文の掲載を認めたのは「研究所仲間」だったからではなく、斬新な内容に感じるものがあったせいだ。石坂の炯眼（けいがん）である。

徳永にはもう一つ、成果を公表する場所があった。当時の中曾根康弘首相の指示で政府が一九八四年にスタートさせた「対がん十カ年総合戦略」

の免疫分野長に任じられた徳永は、計画の事実上の司令部にあたるがん対策専門家会議（議長は阪大の山村雄一）の会合で何度か研究成果を発表したことがある。

しかしほとんどの研究者は冷淡で懐疑的な反応を示した。徳永には「DNAががん組織を縮小させるなんて聞いたことがないしありえない」「DNAに遺伝情報を子孫に伝える以外の働きをしてもらっちゃ困る」といった声が届いた。要は、徳永の成果は、常識外れの奇説として誰も取り合わなかったのである。

徳永は研究データを携え、インターフェロンに精通した大物研究者を訪ねたこともある。すると彼はこういった。「徳永先生は大発見をされたか、大変な間違いをされたかのどちらかですね」。アクセントは後ろの方にあると徳永は感じた。帰路の足取りは重かった。

◆「移転問題」の中でもDNA研究は捨てず

こうして魅惑と混迷がないまぜになった世界に足を踏み入れた徳永に転機が訪れたのは一九八八年、研究所の副所長に就いた時だったろうか。この時、徳永は六十歳代。管理職の仕事に専念し、研究の第一線からリタイアするいい潮時と周囲は思ったかもしれない。

まして、この時期、国立予防衛生研究所は深刻な庁舎の移転問題に直面していた。東京・品川の老朽化した庁舎を新宿に新築・移転する計画に対し、移転先周辺の住民や早稲田大学の関係者が懸念や反対の意向を表明していたのだ。

彼らとの折衝の矢面に立たねばならないのは副所長や所長だった。病原菌やウイルスを日常の研究で取り扱う研究所がやってくる地元の不安は大きく、徳永は住民への説明に追われた。

だが徳永は移転問題に忙殺されても、一九九一年に副所長から所長に昇格し、煩雑な管理業務が増大しても「ＤＮＡの研究は手放さなかった」。これこそが自分のライフワークと思い定めていたからだった。

徳永にとって幸運だったのは、この頃、研究室で使えるＤＮＡの人工合成機が普及し始めていたことだった。かつて徳永は病原菌などのＤＮＡは免疫の営みを強化するが、哺乳類などの脊椎動物のＤＮＡにはその働きがないという奇妙な現象に遭遇した。その謎を解き明かすチャンスが今、めぐってきていたのだった。

◆合成ＤＮＡで「ＣＧモチーフ」を発見

徳永たちは手始めに、ＢＣＧのＤＮＡをＤＮＡ合成機で再現し、ＤＮＡのどの部分が免疫を刺激するのか調べ始めた。この頃、ＢＣＧ遺伝子の塩基配列の解読結果はいくつか報告されていた。そこで彼らはその中から無作為に一定の長さの配列を十種類ほど選んで人工合成技術で再現、活性の有無を測定してみた。

すると塩基配列は活性を持つものと持たないものに二分された。ひょっとしたらBCGのDNAが免疫を刺激するか否かは、塩基の配列、つまり「A」「T」「G」「C」がどのように並んでいるかで決まるのかもしれない。突破口を見つけた徳永は興奮を隠せなかった。

いったい塩基配列のどの部分が効いているのか、徳永たちは免疫を刺激した配列を紙に書いて壁に張り出し、それらに共通する配列を探し始めた。こうして「容疑者」は次第に絞り込まれ、徳永たちが実験で使う塩基配列の長さは四十五塩基から二十塩基へと、さらに最後には六塩基へと短くなっていった。つまり免疫を刺激する配列は六塩基でできていた。

しかも、その六塩基の配列はどれもこれも特徴的な塩基の並びを持っていた。中央部には必ず「CG」の二つの塩基があったのだ。これこそ、第八章「自然免疫物語」で紹介したCG配列という配列だ。徳永はついにDNAに免疫活性をもたらす核心的な塩基配列を突き止めたのだった。

徳永は一九九〇年代前半に相次いで米国立がん研究所の研究所誌などに発表した研究論文の中でこれを「CGモチーフ」と呼んだ。モチーフとは『広辞苑』によれば「装飾美術で、模様の主題を構成する単位」のこと。新たに発見された存在に命名する権利は発見者だけが持つ特権である。

CG配列の典型的な例とされる「AACGTT」を見てみよう。全体は六塩基で中央部には中

塩基配列	インターフェロン活性 (IU/ml)
A A C G T T	2600
G ————————	2200
T ————————	300
C ————————	600
—G———————	27
—T———————	85
—C———————	65
————————G—	5
————————A—	940
————————C—	26
—————————G	160
—————————A	19
—————————C	290

AACGTTの一塩基を置換してみると……

注）横線は最も上の配列「AACGTT」と同じ塩基であることを示す

核的な存在の「CG」の二塩基がある。では「AACGTT」の塩基の並びのうち中央部の「CG」を固定して、それ以外の塩基を一塩基だけ他の文字に置き換えていけばどうなるか。実験結果を示した表をみてほしい。

がん細胞の抑制に有効なインターフェロン活性は「AACGTT」が最高。周辺部の塩基を置き換えていくと免疫活性が低下することが明確に示されている。突破口を見出した徳永は一気にここまで真相に迫ったのである。

◆CG配列が免疫を刺激しない不思議

しかし、まだ徳永が解明すべき謎は残されている。生き物の種類によってDNAに免疫の働きを強める活性があったり、なかったりするという奇妙な現象の謎解きである。

ひとまず徳永たちが調べ上げたさまざまな生物のDNAの活性をまとめた表をご覧いただきたい。「インターフェロン活性」はインターフェロンを生み出す能力、「ナチュラルキラー細胞活性」はナチュラルキラー細胞が攻撃相手の細胞を溶解して殺す能力と理解してもらえればいいだろう。

表をしばらくながめれば、病原菌やウイルスの免疫活性は非常に強力だし、カイコのような無脊椎動物のDNAの活性も無視できないが、脊椎動物と植物のDNAの免疫活性は微弱であることが分かる。

こうした現象がどうして起きるか、大筋はCG配列の多寡で説明することができた。BCGや大腸菌、アデノウイルスなどの病原体のDNAにはCG配列が多く存在したし、背骨を持たない無脊椎動物のカイコやウニでもそうだった。これらの生き物のDNAが自然免疫を刺激していたのはCG配列のせいだったのだ。

だがまだ問題は残っていた。脊椎動物と植物のDNAにも少数ながらCG配列が存在している。それにもかかわらず人間やネズミな

さまざまな生物のDNAの免疫活性

	DNA	インターフェロン活性（IU/ml）	ナチュラルキラー細胞活性（% lysis）
細菌	BCG	128	35.0
	ブドウ球菌	128	35.2
	大腸菌	128	35.1
	枯草菌	128	34.6
ウイルス	ファージφ×174	128	34.2
	アデノウイルス	8	14.9
無脊椎動物	カイコ	32	26.5
	ウニ	8	5.9
	イセエビ	8	8.1
脊椎動物	サケ睾丸	<4	1.9
	ニシン精子	<4	2.9
	ヒト胎盤	<4	2.4
	マウス肝	<4	2.2
	ブタ肝	<4	2.5
植物	コメ	<4	3.9
	トマト	<4	2.8
対照（培地）		<4	3.1

注）lysisは細胞を溶解させる力の意味

どの哺乳類、サケなどの魚類、コメなど植物のDNAは自然免疫を刺激しない。この現象をどう説明するかだ。

もし脊椎動物と植物のDNAにCG配列が存在しないというのなら、徳永のミッションはほぼ終了。奇妙な現象は明確に説明できたはずなのに、ことはそう簡単に終わらなかったのである。

◆メチル化が免疫活性を左右

いったい、どうしてこんな不可解な現象が起きたのか。私たちは既に、それがいわゆるメチル化のせいであることを知っている。

人間のような脊椎動物のDNAにもCG配列が少数ではあるが存在する。しかし、このCG配列の「C」の塩基には高頻度でメチル基（CH_3-）が標識のようにくっついていて、病原体センサーはメチル化配列と非メチル化配列を明確に識別することができるのだ。

徳永は植物のCG配列に自然免疫が反応しないのも、この配列にメチル基がついているからだと推測している。もし私たち日本人が主食とするコメのDNAのCG配列を病原体センサーが病原体のCG配列と見間違えば、ご飯を食べるたびに私たちの体の中で免疫反応の一種の炎症が起きることになる。

つまり結論はこうなる。DNAが免疫の働きを強めるか否かはCG配列だけで決まるのではなく、メチル化の有無によって左右される。メチル化されていないCG配列によって自然免疫は刺激され活動を始めるが、メチル化されたCG配列なら自然免疫は静観を決め込むのである。

メチル化は遺伝学など広範な分野で最近、注目を集めつつある現象でもある。一九九〇年代にがん抑制遺伝子がメチル化され働きが低下することが突き止められたのをきっかけに、遺伝子の配列が変化しないのに、その働きの変化が子孫に伝えられる不思議な現象を研究する後成遺伝学（エピジェネティクス）という新しい学問までもが誕生した。

話を戻そう。かなり早い時期からメチル化に注目していた徳永はDNA合成機を使って六塩基の長さの人工CG配列を作成、その中にメチル化した「C」も含ませた。読み通りなら、メチル化を施したことで、このCG配列の免疫活性はなくなるはずだった。だが困ったことに免疫活性はなくならなかった。

読み間違ったか。他に原因を探した方がいいのだろうか。徳永は、一度はメチル化原因説を放棄しかかった。だが、これは徳永の誤認だった。メチル化した「C」を多数使って改めて実験を試みたところ、今度は、CG配列がインターフェロンを作り出す能力が著しく低下した。

やはり最初の考えは正しかった。CG配列の免疫活性はメチル化の有無によって左右されていた。徳永はここに重要な真相の一つへとたどりついた。時は一九九〇年代。大阪大学の審良がまだ自然免疫とは接点を持たない時代のことだった。

◆三井製薬工業と医薬化探求

驚きと意外性に満ちた研究成果に対し、医薬企業はどんな反応を見せたのか。

大半の企業が静観と無視を決め込む中、強い興味を示した医薬企業が一社あった。徳永の研究室に研究生を派遣し、成果を熟知していた三井製薬工業だ。BCGから抽出した「MY－1」が皮膚がんに対する新しい治療薬になるとみた三井製薬は一九八〇年代前半から徳永と連携の道を歩み始めた。

三井製薬が医薬開発を目指し臨床試験に取り組み始めたのは一九八〇年代半ばのこと。第I相の臨床試験で「MY－1」の毒性や薬理作用など、医薬としての基礎的な性質を調べると、期待通り毒性は極めて弱いという結果が出た。

続いて三井製薬は第II相の試験を実施。国立がんセンターなど三十余りの医療機関の協力を得て行った皮膚がんの治験では、七十五の治療例のうち四〇%強で腫瘍が縮小するなど良好な治療成績が得られた、という。日本皮膚科学会が定めた判定基準に基づく結果である。副作用は軽微だった。

臨床試験に協力した医師たちは、こんな感想を漏らした。「皮膚がんでこれほどの治療成績はなかなか出ない」「抗がん剤ではこんな結果は得られない」と。

こうして「MY－1」の効用に自信を深めた三井製薬は、一九九〇年に「MY－1」をがんの免疫療法製剤として厚生省に製造承認を申請するにいたった。

しかし厚生省は「MY－1」の主成分であるDNAを医薬に使った前例が世界にないのに加え、医薬を製造する際の再現性に難があることを理由に申請を却下した。当時は、自然免疫の効用をほとんどの研究者や医師が信じていなかった時代。厚生省が「MY－1」の承認に傾く材料は希薄だった。

しかし自然免疫という新しい地平が開けた現代から当時を振り返れば違った景色が見えてくる。もし三井製薬の申請が認められていれば、日本は自然免疫の医薬への応用を世界に先駆けて進めていたかもしれない。

今、三井製薬工業という企業は存在しない。二〇〇一年にドイツの医薬大手シエーリングの日本法人である日本シエーリングに吸収合併されたからだ。また、そのシエーリングも同じドイツのバイエルに買収されてしまった。三井製薬の運は「MY－1」の医薬化失敗でつきてしまったかのようだ。

◈一九九〇年代半ばにCG配列に光

これから語るのは後味の悪い話だ。一九九〇年代の半ばに起きたこの事件によって、それまで関心をひくことがほとんどなかったＣＧ配列に世界的に注目が集まったのだから、最終的に徳永は救われたことにもなる。だが、それでも、聞き心地はすこぶる悪い。こう断った上でお話を始めさせていただこう。

それは徳永が国立予防衛生研究所の所長をしていた一九九二年のこと。徳永の元に米国のＡ・Ｍ・クリーグという研究者から一通の手紙が舞い込んだ。徳永の研究に興味があるから、過去の論文を送ってほしい、という要請だった。クリーグがエディターをしている論文誌に新しい論文を投稿するようにも勧められた。

研究者という人種は自分の研究成果に関心を持つ人が現れれば無条件にうれしく思う。徳永もその例にもれず喜んで依頼に応じた。

だが奇妙なことが起きた。求めに応じて投稿した論文がなかなか掲載されないのだ。ようやく掲載されたのは一九九四年のことだった。だが、これは事件の前触れにすぎなかった。

徳永が驚愕する事件が発生したのは翌一九九五年。クリーグの書いた研究論文が英国の科学誌ネイチャーに掲載されていたのだ。「細菌のＤＮＡが持つＣＧ配列がＢリンパ球を活性化する」という内容だった。

論文には徳永が気がつかなかった新しい発見も含まれている。しかしそれ以前に多くの問題があった。クリーグは徳永たちの手法と酷似した方法で研究を進めながら、徳永たちの論文を全く引用していなかったのだ。徳永に送ってもらった論文を参考に、研究を進めたにもかかわらずである。

クリーグ以前に、徳永というパイオニアがいたという重要な事実がこれでは分からない。エチケットに反しただけではすまされない重大なルール違反。表現を緩めてもアンフェアのそしりは免れない。

Bリンパ球は抗体を作る任務を担った免疫細胞。徳永から見ればCG配列は免疫を刺激するのだからBリンパ球がこうした振る舞いをしたとしても不思議ではない。だが徳永の存在も研究成果も知らされていないネイチャーの編集部には、クリーグの研究成果は、従来の免疫学の常識を超えた新鮮な報告に見えたことだろう。

もっとおかしなことが起きた。細菌のDNAと免疫のかかわりに初めて気づいたのはクリーグだと多くの読者が誤認したせいで、論文中でクリーグが使った「CpG配列」という専門用語が世界で定着してしまったのだ。

CpG配列とは徳永がCGモチーフと呼んだCG配列のこと。DNAを構成する塩基はリン酸化合物でつながっているのでCとGの間にはリン酸化合物がある。リン酸化合物の頭文字は「p」。だからクリーグはこれをCpG配列と呼んだのだが、もったいぶったCpG配列のpに特段、深い意味はない。

新たに発見された存在に命名する権利は発見者だけが持つ特権だ。その権利をおかされた徳永のプライドは少なからず傷ついた。ネイチャーに抗議文を送ってはみたもののなしのつぶてだった。

◆徳永の復権

しかしやがて潮の流れは変わり始めた。皮肉なことにクリーグの論文が影響力の大きなネイチャーに掲載されたことで、少なからぬ研究者が病原菌のCG配列に注目し始めたのだ。さらに、CG配列に関する研究が世界で広まるにつれて、徳永の研究論文の存在に気づく人も増えてきた。

きっかけはDNAワクチンだった。病原体の遺伝子を組み込まなくても、DNAワクチンには免疫を強める働きがあることが一九九〇年代半ばに次第に分かってきたのだ。予想外の効用はワクチンの運搬道具として使ったはずの環状DNAの中にあるCG配列がもたらしていた。

これに続く成果も現れた。病原体のCG配列は、人間の体内でヘルパー1とヘルパー2の二種類のTリンパ球のバランスを変化させてヘルパー1の勢力を強め、花粉症などのアレルギーの防止に役立つ働きがあることも分かったのだ。

そして決定打が放たれた。二〇〇〇年に阪大の審良が英ネイチャーに発表した「Toll様受容体が病原菌のＤＮＡを見分けている」と題した研究論文である。

世界の研究者はこれですべてを理解した。病原体のＣＧ配列が免疫の働きを強める現象は認めるにしても、どのようにしてＣＧ配列がそのスイッチを入れるのか、最後まで分からなかった謎がここに解き明かされたのだ。

自分の主張に科学的な根拠を与えてくれた審良論文を目にした徳永は、審良と審良の師である岸本に手紙を送り、心からの謝意を表した。

二〇〇三年夏、徳永はスウェーデンのカロリンスカ研究所が主催するシンポジウム「ノーベルフォーラム」に招かれ「ＣｐＧ　ＤＮＡの歴史的考察」と題して基調講演に臨んだ。

カロリンスカ研究所はノーベル生理学医学賞の選考にあたる世界屈指の研究所。彼らが徳永を招いたのは、生命科学の世界に急速に台頭してきた自然免疫という新しい研究分野の開拓者として徳永を高く評価したからに他ならない。

研究開始から約二十年余り。あまりに先を行きすぎていた徳永の研究成果はようやく世界から理解されるにいたった。受難の道を歩んだ徳永の復権である。

細部にこだわると、徳永の講演テーマには過去に彼をいらだたせたはずの「ＣｐＧ」という文言が使われている。もし徳永が自分の成果に執着するならここは「ＣＧモチーフ」を使ってもいい場面だった。

だが、そうしなかったのは、徳永がこの時、些細なことにはこだわらないおだやかな許しの境地に到達していたからだと思えてならない。

エピローグ

遠い過去、日本の朝廷政治が流行病（はやりやまい）によって壊滅的な打撃を受けたことがある。奈良の平城京に蔓延した天然痘によって、政権の中枢に座り栄華を誇っていた藤原家の四兄弟すべてが命を失ってしまったのである。

それから千二百年以上の時が過ぎた今、人類はジェンナーが開発した種痘によって天然痘を制圧下においた。だがそうかといって平城京の悲劇と無縁になった、と現代の日本人が思いこんでいるとしたら、それは楽観の度が過ぎるというものだ。

なぜなら現代の流行病を引き起こす病原体は〝進化〟を重ね、種類によっては先祖よりはるかにたくましくなったものもいるからだ。

感染爆発の危険が声高に叫ばれる新型のインフルエンザを見るがいい。家禽類にしか感染しなかったはずの鳥インフルエンザ・ウイルスは遺伝子を組み換え、人間を易々と殺戮する凶暴な種さえ現れた。

強力な病原体が出現する原理は生き残り。病原体は医療機関を舞台に最新の医薬との攻防戦でも強くなる。医薬の攻撃にあって大半の仲間を失いながらも、病原体はその果てに遺伝子を変化させ、薬剤への耐性を身につけたものが生き残る。

強力な抗生物質を多種類投与しても効果がない「多剤耐性結核菌」という結核菌はその典型だ。院内感染でしばしば話題となる黄色ブドウ球菌の多剤耐性菌、ＭＲＳＡは代表的な悪玉といえるだろう。

こうして凄みを増した現代の病原体は人間の生命を守る免疫には難敵だ。生き残りのバトルを勝ち抜いた勝者の多くは遺伝子の変異によって顔かたちが変わっているからだ。

免疫には「二度なし」の秘技がある。一度戦った相手の顔を覚えておき、次の戦いの時には素早く強力な抗体を駆使して病原体を撃退する技だ。だが顔を変えられては秘技も効果がない。

こうした感染症が免疫にとって「外」なる敵であるとするなら「内」なる最強の敵はがん。いまや、がんは日本人の死因トップ。日本人の三人に一人はがんで命を失うというのだから、がんには悪の巨魁という呼び名がふさわしい。

免疫ががんに対して無力であるわけではない。臓器移植手術を受けた後、拒絶反応を抑制するために免疫抑制剤を飲み続けている人は残念なことに、がんになりやすい。年齢を重ねて免疫の力が低下した人もがんにかかりやすい。これらは逆説的ながら、免疫細胞が体内でがん細胞を攻撃している証しである。

しかし、免疫はがんに対して総じて非力だ。その証拠は免疫の力を利用してがんの治療を試みるいくつかの免疫療法が過去、決定的な効果を発揮してこなかったことからもみてとれる。

免疫の主役ともいえる抗体を利用した抗体医薬があるではないか、といわれるかもしれない。確かにがん治療用の抗体医薬はいくつも誕生した。

だが関節リウマチに対しては、関節の破壊を完全にストップさせるほどの顕著な実績をあげた抗体医薬も、がんに対する効用は限定的。生存率の向上に一定の効果はあるものの、がんという病気を圧倒し消し去るほどのパワーには欠けている。

人類は病気に対する特効薬や名薬・良薬をいくつも開発してきた。天然痘はジェンナーの種痘によって完璧に制圧した。肺炎やジフテリアにも抗生物質はよく効いた。

感染症だけではない。かつて命を失う出血の危険もあった胃潰瘍をほぼ克服する胃酸分泌抑制剤も登場したし、脳梗塞で倒れても対応が速ければ血栓溶解剤が命を救ってくれる。脂質異常症(高脂血症)になっても血液中のコレステロールを下げる良薬を飲めばいい。糖尿病にはインシュリン注射も有効だ。

だが、どうしたことか、一部のがんには効果を発揮する良薬は確かに存在するものの、がんには概していまだに「特効薬」と呼ぶべきものが少ない。医療現場で今なお存在感を示しているのは手術と放射線療法だ。免疫も医薬もがんとはまだまだ相性が悪いらしい。

「第三の敵」も存在する。それは病原体と戦うはずの免疫があろうことか私たち自身に牙をむく自己免疫疾患という病気である。関節リウマチは幸いにもほぼ克服できた。だがこれはあまた知られる自己免疫疾患の中では例外的なケースである。

例えば全身性エリテマトーデス（SLE）。全身の臓器に原因不明の炎症が起きるこの病気は症状が軽度の場合はステロイド剤（副腎皮質ホルモン）を飲めば快方に向かう。だが炎症が脳などの中枢神経系に及び髄膜脳炎にいたると生命が危険にさらされてしまう。

脳や視神経などに病変が起こり、運動麻痺、感覚障害、視力障害などが起きる多発性硬化症も自己免疫疾患の疑いが強い難病だ。インターフェロンなどを使って治療するが、再発を繰り返し完治は容易ではないという。

このように自己免疫疾患の治療が難しいのは、現時点で私たちの認識が、この病気の原因は免疫の内乱であるといった薄っぺらなものにとどまり、根本的な原因を解明できていないせいだ。

自己免疫疾患は男性に比べて女性が圧倒的に多くかかり、その比率はSLEなら「一対九」、関節リウマチでは「三対七」ともいわれる。だが、なぜ女性に多いのか、こんな基本的な問いにさえ、現代医学は答えることができない。自己免疫疾患は謎だらけの病気。免疫難病に対する決め手はいまだない。

ここでちょっと視点を変えて人類という生き物の歩みをふりかえってみよう。約四十六億年前の昔に地球が宇宙空間に誕生してから、地球には膨大な種類の生き物が誕生し繁栄しては滅んでいった。そして今、人類は「万物の霊長」として地球を支配する。

しかし悠久の地球の歴史と比べると人類が地上に残した足跡は非常に小さなものといわざるをえない。少し計算すれば分かるが、地球の歴史を一年に例えると人類はわずか半日を生きたにすぎない。

こんな人類が生き物の種としてもっと長生きをしたいというのなら、最低限なすべきことは見えてくる。「外」なる敵である感染症や「内」なる敵であるがん、さらに免疫自体が原因である自己免疫疾患という三つの敵に果敢に戦いを挑み、克服することだ。

幸いにも現代の人類は決して徒手空拳ではない。もとより体に備わった免疫だけでなく、免疫の仕組みを研究して習得した免疫学の体系もあれば、その知識と理論を応用して開発した最新の医薬や医療技術もある。

この際、特に強調したいのは十九世紀末に抗体の発見を機に始まった免疫学という学問が今、抗体の発見から百年余りの時をへて充実の極みにあることだ。一九八〇年代から九〇年代にかけ情報伝達分子の研究で隆盛した免疫学は、二十一世紀に入ると「自然免疫」という新たな領域の台頭でより一層の高みに達した。

人類という種の未来には、種の生命を左右しかねないあまたの難題が待ち構える。地球の温暖化に伴う気候変動、天変地異、エネルギー・資源の枯渇、食糧不足など列挙すればきりがない。だが感染症やがん、自己免疫疾患を克服できるなら、少なからず人類のサバイバルの可能性は高まる。免疫の世界から見える一面の真実である。

参考文献

第一章
『日経サイエンス』二〇〇五年三月号「1918年の殺人ウイルスを追う」
『インフルエンザ危機』河岡義裕著、集英社新書
第二章
『ジェンナーの贈り物』加藤四郎著、菜根出版
『ノーベル賞からみた免疫学入門』石田寅夫著、化学同人
第四章
『日経産業新聞』二〇〇七年十月二十三日付
第五章
『サイエンティストライブラリー特別編』ＪＴ生命誌研究館
『独創的技術者の条件』志村幸雄著、ＰＨＰ研究所
第八章
『JST News』二〇〇六年六月号　科学技術振興機構
『日経サイエンス』二〇〇五年四月号「もうひとつの防御システム　自然免疫の底力」

『免疫の反逆』W・R・クラーク著、三田出版会
第九章
『私の履歴書　免疫学に恋して』山村雄一著、日経サイエンス社
第十章
『マクロファージ』徳永徹著、講談社

〈ワ行〉

〈マ行〉

〈ヤ行〉

〈ラ行〉

〈ナ行〉

〈ハ行〉

〈カ行〉

さくいん

〈アルファベット〉

N.D.C.491.8　293p　18cm

ブルーバックス　B-1633

新・現代免疫物語
「抗体医薬」と「自然免疫」の驚異

2009年3月20日　第1刷発行
2012年9月3日　第7刷発行

著者　岸本忠三
　　　中嶋　彰

発行者　鈴木　哲

発行所　株式会社講談社
〒112-8001　東京都文京区音羽2-12-21

電話　出版部　03-5395-3524
　　　販売部　03-5395-5817
　　　業務部　03-5395-3615

印刷所　（本文印刷）慶昌堂印刷株式会社
　　　　（カバー表紙印刷）信毎書籍印刷株式会社

製本所　株式会社国宝社

定価はカバーに表示してあります。

ISBN978-4-06-257633-8

発刊のことば

科学をあなたのポケットに

二十世紀最大の特色は、それが科学時代であるということです。科学は日に日に進歩を続け、止まるところを知りません。ひと昔前の夢物語もどんどん現実化しており、今やわれわれの生活のすべてが、科学によってゆり動かされているといっても過言ではないでしょう。

そのような背景を考えれば、学者や学生はもちろん、産業人も、セールスマンも、ジャーナリストも、家庭の主婦も、みんなが科学を知らなければ、時代の流れに逆らうことになるでしょう。

ブルーバックス発刊の意義と必然性はそこにあります。このシリーズは、読む人に科学的に物を考える習慣と、科学的に物を見る目を養っていただくことを最大の目標にしています。そのためには、単に原理や法則の解説に終始するのではなくて、政治や経済など、社会科学や人文科学にも関連させて、広い視野から問題を追究していきます。科学はむずかしいという先入観を改める表現と構成、それも類書にないブルーバックスの特色であると信じます。

一九六三年九月　野間省一